薬は減らせる！

いつもの薬が病気・老化を進行させていた

宇多川久美子

青春新書
INTELLIGENCE

はじめに――「ムダな薬」はもういらない

「人生100年時代」という言葉の通り、年齢を重ねても仕事や趣味などで活動的に過ごされている方が増えています。男性81・09歳、女性87・26歳（2017年）という日本人の平均寿命のデータも、それを裏付けているように思えます。

しかしその一方で、今や、高齢者（75歳以上）の約40％が1日5種類以上の薬を、25％が1日7種類以上の薬を飲んでいるということをご存じでしょうか（2018年「社会医療診療行為別統計」より）。

特に高齢者の場合、1日6種類以上の薬を飲む「多剤服用」が身体に悪影響を及ぼすことが問題になっています。「健康のために」と飲んでいる薬が、かえって健康被害を招いている可能性があるのです。

今でこそ「薬を使わない薬剤師」として活動している私ですが、もともとは薬局に勤務し、薬の効果を信じ、薬を飲むことが病気を治す近道だと思ってきました。私自身も一番多いときで1日に17錠の薬を飲んでいました。

しかし、私自身もそうでしたが、薬に頼りきりで「薬を飲んで病気を治す」という考えの人の多くは、病気が治るどころか、薬の数が増えていくのです。そして、病気を治すつもりで薬を飲んでいるのに、別の病気も発症し、薬の量はさらに増えていきます。

こんな現実を目の当たりにし、私は、「薬は出ている症状を抑えることはできるけれど、病気を治すものではない」と考えるようになりました。

そこから運動や食など薬に変わる健康法を学ぶことで、私は自ら17錠の薬をすべて手放すことができました。


今、たくさんの薬を飲んでいる方のなかには、「薬を減らせるものなら減らしたい」と考えている方もいらっしゃるでしょう。もちろん、なかには必要な薬もあります。

しかし、生活習慣を見直すことで、減らすことができる薬もあるのではないでしょうか。

「自分の健康は自分でつくる」という気持ちを持てば、きっと薬を減らすことができます。

医療制度が充実している日本では、病院に行けば保険を使って3割負担（75歳以上の場合は1割負担）で治療が受けられます。さらには薬という〝お土産〟までついてくることもあります。この制度のおかげで日本の寿命が延びているという意見もありますが、その反面、「具合が悪くなったら病院に行けばいい」と考えて生活習慣を顧みることのない人も増やしてしまっていると私は思います。

また、薬を飲み続けることには、副作用だけでなく、依存や耐性をつくり出すというデメリットもあります。薬を飲むことで症状は抑えられても、別の不調が出てきたとしたら、それは飲んでいる薬の影響かもしれないのです。

この本では、このような薬の真実を明らかにするとともに、薬に頼らない生活に変わるためのヒントを解説していきます。本書との出会いが、みなさんが本当の健康を取り戻すきっかけとなることを願っています。

『薬は減らせる！』●目次

目次

第2章 薬剤師だけが知っている薬の真実

——病気は薬では治らない

第3章 薬は減らせる！

——運動と食事で「薬いらず」の身体をつくる

本文イラスト　植木美江
本文ＤＴＰ　センターメディア
編集協力　樋口由夏

本書は、『長生きするのに薬はいらない』（2015年・四六判）として
小社より刊行されたものを改題し、大幅に加筆・修正したものです。

第1章

今、飲んでいる薬は本当に必要か

――薬を減らすたった1つの方法

「老化」を「病気」にすると薬が増える

最近、週刊誌などで「薬を減らす方法」といった特集がよく組まれています。「はじめに」でも述べたように、それだけ多くの方が薬を飲んでいるということのあらわれなのだと思います。

薬を飲んで病気が治るのであれば、薬は減っていくはずです。しかし、薬は年々増えていく――なぜこのようなことが起こるのでしょうか。

年を重ねても、身体に不調がまったくなく、病気1つせず、元気な方もいらっしゃいます。でも、若いときに比べて年をとった今のほうが元気で、不調がまったくないという方は、圧倒的に少数派です。病院に行くかどうかは別として、年をとれば、誰だって大なり小なり、身体のどこかに不具合は出てきます。

例えば、血圧はどうでしょう。若い頃と比べて高くなったという方は多いのではないでしょうか。でも考えてみれば、年齢とともに血圧が上がることは、不思議なことではありません。加齢により血管の弾力が落ちていけば、その分、全身に血液を送ろうと、血圧が高くなっていきます。

また女性の場合、年齢が上がるにつれて女性ホルモンの減少などにより、コレステロール値が上がってきますし、骨密度が落ちて骨粗鬆症《こつそしょうしょう》などのリスクも上がります。

でも、骨密度が減る、つまり骨粗鬆症になることは、そんなにいけないことでしょうか。問題なのは、骨密度が減ったことではなくて、転倒したときに「骨折する（そしてそのまま寝たきりになる可能性がある）」ことです。ですからこの場合の解決策は、骨密度を上げるだけでなく筋力の低下も防ぐことです。

高血圧も高コレステロールも骨粗鬆症も、言ってみればすべて「老化現象」です。しかし、老化現象が悪いわけではありません。年をとれば、誰でも「老化」するのは当たり前です。その「老化現象」を「病気」にしてしまうことで、薬の処方がはじまります。老化に対して、「基準値」という数字で区切りをつけて、基準値内に収めようとどんどん薬が処方されているのです。

基準値や正常値が示されたら、その範囲内におさめたい、と思ってしまうのが人間です。しかしそもそも、基準値は本当に正しいものなのでしょうか。

例えば男性の平均身長が１７０㎝だったとします。１７０㎝が正常ならば、１６０㎝や１９０㎝の人は異常かというと、そんなことはありません。なぜなら、身長を変える薬はないからです。

もし身長を変える薬があって、「190㎝の人は病気のリスクが高いですから170㎝にしたほうがいいですよ」と身長が縮む薬を処方されたら、飲む方もいるでしょう。でも現実には身長を調節することはできないので、「身長が高いですね」「小柄な方ですね」と個性として受け止めているわけです。

同様に、血圧の値や血糖値、コレステロール値や骨密度も、個人差があるはずです。それなのに、体形や暮らしている場所（気候も含めて）、年齢も加味せずに、ひとくくりに数字で決めてしまうことには疑問を感じます。

もちろん、明らかに体調が悪い場合や、治療をしなければならない場合もあるでしょう。でも一方で、血圧は高めだけれど、すこぶる健康な方、日常生活に何の支障もない方もたくさんいます。

それでも、検査で基準値をはみ出しているだけで、本人に不調の自覚もないのに不健康の烙印《らくいん》を押され、治療の対象となり、薬が処方されてしまうのが現実です。今まで元気に過ごされてきた方に、「私は病気なのだ」「正常ではない（異常な）のだ」という意識を植え付けてしまうことの罪は大きいと思います。

血圧を下げることにもデメリットがある

例えば、最高血圧が160㎜Hgの人がいたとします。「高血圧治療ガイドライン」(2019年、日本高血圧学会)では、Ⅱ度高血圧ということになります。

しかしその方にとっては、血圧が160㎜Hgだったからこそ、全身に血液が巡っていたのかもしれません。

血圧を下げるということは、それだけ血流を悪くすることです。降圧剤を使って血管を広げてしまうと、血液が身体の隅々までまわらなくなってしまいます。その結果、だるい、しびれる、肩がこるなどさまざまな症状が出てくる可能性があります。

近年、降圧剤の副作用として、脳に血液が行き渡らないことによる、認知症やうつ状態も問題となっています。脳の血管が詰まる脳梗塞《のうこうそく》になる危険も高まることがわかっています。強制的に血圧を抑えてしまうことで慢性的に脳に酸素や栄養が行かなくなるのですから、起こるべくして起こった副作用ともいえるでしょう。

また、身体の自然な反応を抑え、自律神経の働きを乱してしまうことは、免疫力を低下させてしまいます。血圧は正常値に戻ったけれども朝起きられなくなった、風邪をひきやすくなったといった症状が出てきたとしたら本末転倒です。

かつては、最大血圧の基準値は「年齢プラス90」といわれていました。60歳なら、60＋90で、150㎜Hgだったのです。

ところが、「高血圧治療ガイドライン」の基準値は、最高血圧を75歳未満で130㎜Hg未満、75歳以上を140㎜Hg未満としています。130〜140㎜Hgまで下げてしまったら、患者さんの数は膨大に増えるのは当然です。その結果、処方される薬も増えてしまうのです。

「自分は160㎜Hgのほうが調子がいい。薬を飲むと調子が悪くなる」ということが感覚としてわかる方もいるでしょう。不調を感じながら、薬を飲む必要はあるのでしょうか？数字だけで健康状態を判断するのではなく、もっと自分の身体の感覚を信じてほしいと思います。

もちろん、毎日血圧を測るなどして自己管理することも必要です。例えば急にいつもより20も30も高くなったというのなら、睡眠不足が続いた、働きすぎた、など自分の生活を振り返ってしっかり休むといったセルフケアをおこないましょう。

「アンチエイジング」というワナ

ひと頃「美魔女」という言葉が流行りましたが、年齢を重ねても若々しく見える女性が増えています。しかし私は、アンチエイジングという考え方があまり好きではありません。

そもそもアンチエイジングとは、「エイジング（加齢）」という当たり前の事実に抵抗するということ。でも加齢は、抵抗する相手でも、闘う相手でもありません。

例えば更年期障害の投薬での治療に、ホルモン剤を使った「ホルモン補充療法」があります。これは文字通り、加齢とともに減少してきたホルモンを補うことで、更年期障害によるさまざまな症状を改善しようというもの。

もちろん症状がひどいとき、一時的にこのようなものに頼ることも必要でしょう。でも、加齢とともにホルモン分泌が減っていくという当たり前の現象に抵抗し、過去に戻ろうとすることは、とても不自然なことではないでしょうか。

またホルモン補充療法は、やめどきがわからないという声もよく聞きます。あくまでもつらい症状をなんとか緩和したいときに対症療法として使うものなのに、症状が改善しても、いつやめたらいいのかわからないというのです。その背景には、やめたらまたつらい症状がぶり返すのではないかという不安や、これを飲んでいれば安心といった依存も考えられます。

このような薬は、本当は徐々に減らしてフェードアウトさせるべきだとは思うのですが、「これを飲んでいるからつらい症状が治まっている」と思うと本人もなかなかやめづらいですし、医師も「もうそろそろやめましょう」とはなかなか言ってくれません。

とくに大きな病院で診てもらっている場合、主治医が変わることも珍しくありません。そうなると、自分でどうするか判断するという意識を持たないと、薬をやめるタイミングを逃しやすくなります。

血圧にしろ、コレステロール値やホルモン値にしろ、若い頃と同じ数値のままだったら、むしろスーパーマン、スーパーウーマンでしょう。

いつまでも元気でいたいという気持ちはとても大切ですし、もちろん私もそう思います。ただ、加齢とともに数値が高くなる、あるいは低くなるのは当然のことですし、それが長く生きてきた証でもあります。身体のいろいろなところに多少不具合が生じてくるのも無理はありません。

それを当たり前のこととして受け止めるのか、「若いときはこんなことはなかったのに」「あんなこともできたのに」と捉えるのかによって大きく違ってきます。

「年をとれば、不具合も起こるのは当然だろう」と思えれば、生活習慣を変えるなど、努力をするかもしれません。でも、後者になると、若いときと違うこと自体が「異常」なことになってしまいます。そしてその「異常」を薬でなんとかしようとするのです。

毎日食事に気をつけている、たくさん歩いているなど、生活習慣を改善しようと頑張っているならともかく、なんの努力もしないで、若さだけ得ようとしたり、薬で若さを保とうとしたりしても、生き生きとした若さが手に入るわけがありません。

「老化＝悪いこと」という捉え方を変えない限り、アンチエイジングの迷妄は続いていくのでしょう。

薬が老化を早める！

若いときと同じ状態や数値を目指そうとして薬を飲む――実はこれこそが、逆に老化を促進してしまうことになるといったら、驚かれるでしょうか。

その大きな原因は、薬を飲むことで、身体にとって大切な「酵素《こうそ》」が使われてしまうから。つまり、酵素のムダ使いをしてしまうのです。

私たちが口にしている食べ物は、体内に入ると吸収しやすいように消化され、分解されます。そして分解された栄養素はエネルギーとなります。そしてこのエネルギーは体内でムダなく代謝されていきます。

私たちが口にするものをエネルギーに変え、代謝するには酵素が必要になります。詳しくはこの後に説明しますが、酵素は生命活動のカギを握るもの。

では、薬が体内に入ったときはどうでしょうか。やはり、食べ物と同様に体内で分解され、代謝されていきますが、この過程で食べ物に比べ、大量の酵素がムダに使われてしまうのです。酵素不足は、老化を早めてしまうことになります。

では、なぜ薬を飲むと大量の酵素が使われてしまうのでしょうか。薬が老化を促進してしまう理由をお話ししましょう。

理由1 薬は身体にとって異物

薬を飲むとき、ほとんどの方は「今の症状を改善したい」「病気を治したい」と思って飲みますね。何を当たり前のことを、と思われるでしょうか。ここで私が事あるごとに伝えていることをお話ししたいと思います。

薬とは人工的につくられた合成品であり、身体にとって異物であるということです。

それに対して私たち人間は生き物であり、自然そのものです。

私たち人間が古来から口にしている食べ物なら、どうやって分解すればいいのか身体は知っています。でも、化学合成品である薬の場合、人間の身体は、それをどうやって体内で分解するかということを長年の知識として持ってはいないのです。

薬を身体に入れるということは、身体にとって負担がかかることなのです。合成品であるにもかかわらず、私たちはそれに「薬」という名前がついた瞬間に、「いいもの」だと思ってしまいます。「お医者さんが出してくれたものだから間違いない」と、何も疑わずに化学合成品を口にしてしまっているのです。

例えば頭が痛いときに頭痛薬を飲めば痛みが治まります。このように〝薬が効く〟ということは、薬という化学合成品を体内に入れて起こった化学反応です。それでも、頭痛に悩まされる方は、「頭痛が治まったんだからよかった」と思うことでしょう。

でも、ものには光と影があります。痛みがなくなったという光があれば、必ず影の部分があるということです。

よく考えてみてください。頭痛薬は、頭の痛みだけに作用するものでしょうか。

薬とは、身体のなかでよい作用をもたらす一方で、一歩間違えれば毒にもなります。副作用のない薬はないのです。

私たちの身体は1人ひとり違います。それどころか、同じ人であってもそのときによって体調が違い、薬に対する感受性も違います。Aさんには支障のない薬が、Bさんには合わないといったことも当然起こります。

薬を飲んだときに私たちの身体のなかでどのような化学反応が起こるかは、実は誰も知ることはできないのです。

本書の最初にもお話しした通り、今や薬を1種類しか飲まないという方は少ないでしょう。病院に通う75歳以上の40％が5種類以上の薬を、25％が7種類以上の薬を飲んでいる時代です。何種類かの薬を飲めば、薬同士がどのような化学反応を起こすのか、誰にもわからないということになります。薬と薬の組み合わせは無限大にあり、重ねて服用することで起こる化学反応までは知る由もありません。

薬を飲むということは、思っているほど単純なものではないのです。

理由② 薬を飲むと、酵素が減る

私たちの体内に薬という化学合成品が入ると、体内にある酵素がたくさん使われます。

酵素ジュースや酵素ダイエットなど、最近酵素が注目されていますが、酵素とは、食べ物を消化するときや、アルコールを分解するときなど、身体のなかでAのものをBに変換するときに必要なもの。酵素は、身体のなかで起こる化学反応に対して、触媒として機能する分子であり、人間の生命活動には欠かせないものなのです。

食べ物と同じように、薬が体内に入ったときも、酵素が使われ、消化・吸収されます。ただ、食べ物と違うのは、すでにお話ししたように薬が異物だということです。

異物である薬が体内に入ると、身体はそれを解毒しようとします。解毒とは、異物を分解して毒性のない状態にすること。肝臓で酵素を大量に消費して化学合成品である薬を解毒し、身体にとって無害なものに変換しているのです。薬を何種類も飲み、解毒するものがたくさんあれば、それだけ肝臓を酷使することになり、肝臓も疲弊してしまいます。

体内にある酵素には、大きく分けて2つの働きがあります。

1つはすでに述べたように体内に入ったものを消化・吸収するための「消化酵素」。もう1つは身体を正常に働かせるために働く「代謝酵素」です。

大量の酵素が使われてしまうケースとして、わかりやすい例が「白髪」です。

酵素が正常に働いて代謝がいいと、髪もツヤツヤしているはずです。実は髪の毛は、体調をよくあらわす部分で、疲れていると髪の毛がパサついたり、逆に恋をしていると髪にツヤが出たりします。

「一夜にして髪が白髪になった」という話を聞いたことはありませんか。実際は黒髪が一瞬にして白髪になるということはなく、次に生えてくるところが白髪になるということなのですが、このようなことは実際起こることなのです。

髪の毛はメラノサイトという色素細胞からつくられますが、チロシナーゼという酵素の働きで黒色のメラニンを生成します。

酵素は、実はストレスにとても弱いのです。一夜にして白髪になるのは、何か大きなストレスがかかったときです。白髪になるのは、色素がなくなってしまったからではなく、ダメージを受けたために酵素が働けなくなってしまったからなのです。

私たちは酵素とストレスの関係は知らなくても、白髪の方を見て「ご苦労されているのかな」と自然に思ってしまいますが、これは間違いではないのです。

私たち人間が薬を飲むということも、実はストレスです。薬を体内に入れることで酵素を大量に使っているうえに、ストレスにもなっている、つまり二重の意味で酵素を減らしてしまっているのです。

ちなみに、ストレスと同様に酵素が苦手としているものは「熱」。よく、酵素をとるのに「生野菜」「フルーツ」など「生」のものからとりなさいといわれます。それは食物にある食物酵素が熱を加えることでなくなってしまうからなのです。

理由③ 薬を飲むと、体温が下がる

身体を正常に働かせるために働く「代謝酵素」の話をしましたが、薬を飲むことによって酵素が大量に使われてしまうと、当然のことですが代謝が悪くなります。

代謝が悪くなると、血行も悪くなり、結果として体温が下がります。

薬を飲むと身体が冷える気がするという方もいますが、これも当然のことなのです。

例えば痛み止めを飲んだとしましょう。ドクン、ドクンといった痛みがあるとすれば、それは血管が怒張して（ふくれて）神経を圧迫しているから痛いわけです。痛みを止めるには、逆に血管を収縮させればいいということになります。

血管が収縮すれば当然、血流は悪くなります。血流が悪くなれば、体温は下がります。だから薬を飲むと身体が冷えてしまうのです。もしこのような薬を常用していたとすれば、体温は下がっていくでしょう。

痛み止めを常用していた人が飲むのをやめたら、体温が35度台から36度台になったというのは、よく聞く話です。身体が冷える原因が、まさか薬にあったとは思わないでしょう。例えば「血行をよくする薬はどうなのですか？」と聞かれれば、たしかに薬を飲んだときは血行がよくなるでしょう。でもそれは、見えている主作用に過ぎないのです。

薬を飲んで血行がよくなったからといって、その人の身体が血行のいい身体に変わったわけではありません。血行がよくなったのは、薬を飲んだそのときだけの話。

血行をよくする薬であっても、体内では代謝をして解毒をするという作業をしています。すると血行は悪くなります。血行が悪くなるから、もっと血行をよくする薬をたくさん飲まなくてはいけなくなります。だから薬が一生手放せなくなってしまうのです。

血行をよくする薬を飲んで、血行が悪くなってしまうのは、おかしな話ですよね。薬は常にいい作用と同時にリスクと隣り合わせなのです。

理由④ 薬を飲むと、免疫力が下がる

人間にはもともと、病気にならないように予防する力、病気になっても病気を治してし

まう力が備わっています。

これが免疫力です。

風邪をひいたとき、「免疫力が下がっているから……」と言ったりしますが、もともと大人も子どもも、病気を予防し、病気と闘う免疫力が備わっています。この免疫力を十分に働かせることが、私たちの健康に大きくかかわっているのです。

先ほど薬を飲むと体温が下がると説明しましたが、体温が1度下がると、免疫力は13〜30％低下するといわれています。さらに基礎代謝が12％下がり、体内酵素の働きも50％低下するという報告もあります。免疫力が下がれば、それだけ重大な疾患につながりやすくなります。

逆に言えば、免疫力をアップさせるには平熱を上げることが大切です。

体温が上がると、免疫力は確実に上がります。その理由は、免疫力には血液が深くかかわっているからです。

体温が上がると血行がよくなります。血液は私たちの体内を巡り、身体中の細胞に酸素や栄養を届け、代わりに老廃物を受け取る役目をしています。

そして血液のなかには免疫機能を持った白血球が存在しています。免疫力の正体は白血球にあるのです。

風邪などのときに熱が上がるのは、免疫力を高めて、風邪のウイルスと闘おうとしているからです。


また、免疫器官として極めて重要なのが腸管です。この腸管免疫の働きを維持するために、腸内細菌が重要な役割を果たしていることも明らかになっています。腸内環境が悪くなれば、免疫力は下がってしまいます。

例えば抗生物質を飲んだときに、下痢をするなど、おなかを壊してしまったということはありませんか？

抗生物質は細菌を殺す薬です。ということは、腸内細菌もダメージを受けてしまうということ。抗生物質を飲むとおなかを壊すのは、単なる副作用ではなくて、腸内環境を悪くしていることのあらわれなのです。

つまり、薬を飲んですぐに影響が出るのは腸ということです。腸内環境が悪くなれば、免疫力低下につながるのは自明のことでしょう。

ただし、私はすべての薬を否定しているわけではありません。急性の症状で、すぐに症状を抑えるべきものに対しては、積極的に使うことも必要です。

ここまでお話ししてきたことをまとめましょう。

薬は異物である→異物であるものを代謝するときに大量の酵素が使われる→酵素が使われると代謝が下がり血行が悪くなる→体温が下がる→免疫力が下がる——ということになります。

病気を治すために薬を飲んだら、免疫力が下がってしまう、そして若くありたいと思って薬を飲んだら、かえって老化が進んでしまう、というのは、矛盾しているようですが事実なのです。

薬を飲むと、身体の声が聞こえなくなる

薬剤師として長年働き、多くの方に薬を処方してきた私が、「薬を使わない薬剤師」として活動するようになって10年以上の月日が流れました。私は4人きょうだいの末っ子で、兄と上の姉を病気で亡くし、実質的には下の姉と2人姉妹でした。その姉も病気がちで入退院を繰り返していました。

そんな状況のなかで育ったからでしょうか、私は幼い頃から「1人でも多くの人を健康にしたい」という思いがありました。薬剤師になったのも、自然の流れだったと思います。

ところが実際に薬剤師として薬局に立ってしばらくすると、「私がやっていることは、本当に正しいのだろうか」と疑問を持ちはじめたのです。

それまでは高血圧など生活習慣病の薬を飲み続けている患者さんに対して、「このお薬とは、一生のおつき合いですよ」「きちんと飲んでくださいね」などと笑顔で薬をお渡ししていました。患者さんも「この薬のおかげで長生きできているよ」「いつも助かっています」とうれしそうにお話ししてくださいました。

でも一方で、身体にとって異物である薬を処方することに、矛盾を感じはじめたのです。「薬を飲んでいるおかげで血圧が高くならずにすんでいる。ありがたい」「こうして元気でいられるのも、薬のおかげだ」と信じている患者さんに対して、医療機関は「どうして血圧が上がってしまったのか、原因を考えてみましょう」と言ってはくれません。「いいところに来ましたね。あと1時間遅かったら、血管が破裂していたかもしれませんよ」などと言われたら患者さんはほっとするでしょうし、病院って、薬って素晴らしいと思うのは当然です。

でもそこに、自分の生活習慣の振り返りや、反省はあるでしょうか？　医師が処方してくれた薬を言われるがままに飲むことで安心してしまい、それが長患いから抜け出せない人をたくさん生み出しているのです。

例えば血圧が１３０㎜Hgから１８０㎜Hgに上がってしまったとしたら、そこには必ず原因があるはずです。このような場合は、薬によって急場をしのげるかもしれません。

いくら私が「薬を使わない薬剤師」だからといって、一切の薬を否定しているわけではありません。薬を適切なときに、必要に応じて使うのは大賛成です。

ところがとくに生活習慣病の場合、薬を飲むことによって症状が治まると、なぜそうなったのかを考えようとしなくなってしまいます。本来は血圧が上がった原因を振り返って、改善する努力をすべきなのですが、その原因もわからないまま同じ生活習慣を続ければ、薬は増えていきます。

薬に頼るということは、その場の症状を抑える一方で、身体の声に耳を貸さないということにもなるのです。

病院で処方される薬の約９割は生活習慣病の薬といわれています。つまり、本当は自分で予防できる病気がほとんどだということです。

薬を飲み、その症状をなかったことにして無理を重ねれば、病気が治るどころかどんどん悪くなる、といったことにもなりかねません。

「薬をもらわない患者」は病院に行く意味がない?

みなさんは何の目的で病院に行きますか?「病気を治してもらいに行く」「今の不調を改善するために行く」という回答がほとんどだと思います。

では、もう少し突き詰めて考えてみましょう。病気を治すため、不調を改善するために、病院で診てもらったとします。このとき、同時に「病院に薬をもらいに行く」と考えている方がとても多いのではないかと思います。

もしも診察してくれた医師が、「薬は出しませんからお大事に」とあなたに告げたらどうでしょう。「薬がもらえなかった。どういうことだ?」「何のためにわざわざ病院に来たんだ!?」と思ってしまう方が多いのではないでしょうか。病院に行って、薬を出されないと何となく損したような気分になる方もいるかもしれません。

2時間待って、3分診療のあと薬局で30分待つ、ということもざらにあると思います。そのときに出てきた薬がたった1種類だけだったら、「こんなに長く待って、薬はこれだけ?」と捨てゼリフの1つも吐きたくなるでしょう。

私が薬剤師として勤務していたときも、薬の量が少ないとあからさまにがっかりされる患者さんがたくさんいらっしゃいました。薬は病院からのお土産のように思っている方が多いのかもしれません。薬が少ないことはいいことだ、と思えなくなっているのです。

私は子どもの頃からぜんそく持ちです。通常、ぜんそくを患っている人は、症状が出ていない時期でも、低容量のステロイドを服用しています。でも私は、症状がないときにステロイドを服用することに抵抗があったので、普段は酸素濃度の検査をしてもらうことを目的に病院に通っていました。酸素濃度は検査してみないとわからないので、自分では大丈夫だと思っても、気道が肥厚《ひこう》していて酸素濃度が落ちていることがあるからです。検査に行く以外は、自分でできること(後述するアロマなどを使用しています)をして管理していました。

その日もいつものように検査をしてもらおうと受診したら、医師が「どうせあなた、薬をもらわないで、検査だけしてもらいたいんでしょ」と言うのです。そして「薬をもらわないなら、病院に来る必要はないだろう」とも言われました。

私は、「今は薬を飲む必要がないと思っているのですが、自分の状態を知りたいので、検査をしていただきたいのです」とお願いしました。すると、「症状がないときでも、ステロイドを使ってコントロールしてもらわないと困るんだよ。君、薬剤師でしょう」と、いかにステロイドで症状が抑えられるかという論文を紹介され、もっと勉強しなさいと言われてしまいました。そして、もう次の予約を取らせてもらえなかったのです。

「病院は薬をもらいに行くところ」と思っているのは患者さんだけでなく、医師でさえも「患者は病院に薬をもらいに来ている」と思っているのだと実感した出来事でした。

検査だけだったら病院に来る意味がないという病院側と、薬をいっぱい出してくれたら嬉しい患者側の需要と供給が一致しているのです。

今の時代、ほとんどの人が3割を負担すれば薬がもらえます。

例えば風邪をひいたときに市販薬を買いに行こうかと思ったときでも、「薬局に買いに行くよりも病院に行きなさい」というのはよく聞く話です。薬局で薬を買うよりも、病院で処方してもらったほうがよく効くし、お得と考えるからでしょう。

私が薬局の窓口でよく見かけたのが、おにぎりをつくって水筒を持って、おしゃべりに花を咲かせていた数人のお年寄りの姿でした。そこでは、笑い話のようですが「あれ、今日は○○さんが来ないけど、病気かしら？」などと会話しているのです。

「眼科に行って内科に行って、午後は整形外科に行って、忙しくて仕方がない」などと、嬉々として話しているお年寄りもいました。それが生きがいになっている部分もあるので、一概に否定はできないのですが、少しでも具合が悪くなったら病院に行き、そこには必ずお土産のようにもれなく「薬」がついてくるという仕組みはどこか不自然です。

私には、この仕組みこそが、「病気は薬が治してくれる」という思い込みを生み出しているように思えてならないのです。

病院に行くハードルを下げる国民皆保険

ご存じの通り、日本は国民皆保険の国です。

お話しした通り、ほとんどの人が3割、高齢者に至っては1割を負担すれば薬がもらえます。これが薬に頼りがちになる大きな原因であり、「病院に行ったら薬をもらわなければ損」と思ってしまう原因です。薬を拒否する理由がないのです。

それどころか今まで納めていた税金の元を取ろうといったような、もらわなかったら税金の払い損といったような感覚さえあるかもしれません。

検査も同じです。なんと日本には世界の70%ものCTスキャナーがあるそうです。何かあるとすぐ「CTを撮りましょう」「MRIを撮りましょう」と検査をすすめられませんか？そして患者さんも「健診だったら何万もかかるし、保険でやってもらえるなら撮ってもらおう」となり、病院と患者のWIN-WINの関係が成立するというわけです。

でもそれは、本当に必要な検査でしょうか。

これがもし10割負担だったらどうでしょう。「たくさんお薬を出しておきますね」と、何種類もの薬を処方されたら、喜んでお金を払うでしょうか。きっと違いますよね。いらない薬は拒否するでしょうし、「この薬は、本当に今の私に必要なのだろうか」と真剣に考えるはずです。

自治体によっては、子どもの医療費が無料のところもたくさんあります。私が子どもを育てているときは、1歳まで無料でしたが、今は中学校や高校の卒業まで無料の自治体もあるようです。

私も子育て中は、よく病院に通っていたのでわかりますが、子どもの医療費が無料なのは本当にありがたいことでした。当時は私も子どもに積極的に薬を飲ませていましたから。

でも今は、その考えは大きく変わりました。

たしかに子どもの病気は一歩間違えば命にかかわることもあります。子どもに限らず救急医療に対して、また重篤な症状や入院に対してなら、負担が少ないというメリットは大いにあると思います。ただ、「風邪をひいた」「ちょっと咳が出た」というようなところまで無料にしてしまうと、それが薬、医療への依存をつくってしまうのではないでしょうか。また後ほどお話ししますが、とくに幼い時期からの抗生物質の乱用は、問題も大きいのです。

病院にかかるハードルを下げてしまうと、「病院を受診するか、しないか」で迷っている程度の症状のとき、「無料だから、診てもらおう」などということになってしまいますし、夜間診療や、救急車を呼ぶことに抵抗がなくなってしまうことにつながりかねません。

もちろん、本当に必要はときは利用すべきです。でも私たち人間は、行き慣れているところは敷居が低くなりますよね。ですからいつも行っているところ、いつも診てもらっている先生に何かと頼るようになってしまうのです。

信頼できる医師ができることはいいことですが、病院はお店屋さんではありません。〝おなじみの関係〟になってしまうと、セカンドオピニオンが必要だと思っても、別の病院には行きにくくなってしまうという側面もあります。「もうずっと診てもらっているから」「うちの子のことをよくわかっている先生だから」と変に遠慮をしたり、気をつかったりすることにもなります。

怖いのは、こうして幼いうちに無料で病院に行く習慣がついてしまうと、その子が成長して大人になっても、今度は1人で病院に〝気軽に〟行くようになることです。小さいうちから病院への抵抗感をなくしておき、「通院体質」ができ上がる——そうして今の日本では、医療費の高騰に歯止めがかからず、国民医療費は40兆円を超えてしまっているのです。

高齢者の「多剤服用」の問題点

「はじめに」でも触れた通り、今、何種類もの薬を服用している人が増えています。このことは厚生労働省も問題視しています。

なかでも注目されているのが、多剤服用（ポリファーマシー）の問題です。その背景には、先述した国民皆保険が影響しているのは否定できないでしょう。

高齢になれば、持病も増えますし、薬の服用が増えるのは仕方のない面もあります。何も害がなければいいのです。しかし多くの薬を飲んでいれば、何らかの副作用や飲み合わせのリスクがあることは、まぎれのない事実です。

しかも、年齢を重ねれば重ねるほど、薬に対するリスクは上がっていきます。実際、高齢者が飲んでいる薬が6種類以上になると、身体への有害事象が増えるという研究結果もあります。

薬は多く投与したほうが効果が高くなるという誤解が、このような状況を招いています。精神科医療においてはとくに問題になっていますが、高齢者でも1日10錠は当たり前という方も多いはずです。

多剤服用の何が一番怖いかというと、「何が問題になるのかわからない」ことです。薬の種類が増えると、知らないうちに同じ作用の薬が重複し、効きすぎにつながったり、薬の副作用から、医師も予期できないような症状が出たりすることもあります。あるいは、予期せぬ副作用により、本来の薬の効き目を弱めてしまうことさえあります。

薬の成分は1万5000~2万程度あります。もちろん臨床試験を経て世に出ているわけですが、薬は化学合成品です。そしてその数が1万5000もあれば、飲む組み合わせは無限大にあるのです。

たまたまAとBの薬を飲んだら重大な副作用があることがわかったとしたら、AとBの併用は禁忌とされますが、無限大の組み合わせのなかで何と何を飲んだらどんなことが起こるかは誰にもわかりません。すべての組み合わせに対して実験することは不可能です。「安全」といわれている薬でも、組み合わせによって「危険」に変わる可能性もあります。ましてや人の身体は千差万別です。同じ人であってもその日によって体調も違います。それに対して無限大の薬の組み合わせ……考えただけでも怖いと思いませんか。

多剤になるほど危険は確実に増えていくでしょう。それも足し算ではなくかけ算の勢いで——。

もし薬で副作用が出たとしても、今の日本では、「薬をやめましょう」とはならずに、その副作用の症状に対して、また薬が処方されてしまいます。こうしてどんどん薬が重なっていくのです。

また、例えば子どもに薬を処方する場合、たとえ身体が大きな小学生であっても、大人と同じではありません。身体は大人並みに大きくても、肝臓や腎臓などの機能は未発達なため、成人と同じ量を飲んではいけないのです。

逆に年を重ねていくということは、少しずつ身体の機能が衰えていくということになります。これは止めようがありません。当然、肝臓の機能も衰えます。薬に対する代謝機能も衰えていくのです。

ということは、やはり高齢者が30代40代の成人と同じ量の薬を飲んでいたら、身体への負担が大きく、リスクも上がるとは考えられないでしょうか。

むしろ、機能が未熟な子どもの薬の量を減らすように、高齢になるにつれて薬の量や種類も減らすべきではないでしょうか。多剤服用をしたらなおさら、危険性は増していくでしょう。

そのリスクを減らすためには、薬の数を減らしていくしかありません。本当は高齢者になればなるほど、薬を処方するときには気をつけるべきなのですが、年を重ねるごとに薬の量や種類が増えているのが現実です。

ただし、薬を急にやめてしまうと危険な場合もあります。薬を減らしたいと思ったら、自己判断せず、必ずかかりつけ医、かかりつけの薬局に相談をしてください。同時に、第3章で紹介する運動や食事などの生活習慣を取り入れていきましょう。

「飲まない薬」がため込まれている現実

多剤服用の一方で、処方された薬を飲まずに家で保管している「残薬」の問題がありま す。

日本で飲み残される潜在的な薬剤費は、年間475億円あるという推計があります。しかもこれは推計に過ぎず、実際にご家庭にどれだけ薬が埋没しているかまでは、わかりません。また、平成27年度厚生労働省「薬局の機能に係る実態調査」によると、医薬品が余った経験がある患者さんは約60％もいました。

何種類もの薬を処方されることは、それを飲むことによる多剤服用の問題もありますが、処方されてもお土産として、あるいはお守りとして持ち帰るだけで、飲まれることのない薬が増えていくということにもつながります。

私も実感として、たくさん薬をもらっても、それをすべて飲んでいる方はあまりいないのではないかと推測しています。

「処方されたから、とりあえずもらっておこう」
「処方されたなかから、自分でチョイスしよう」
「全部飲んでいないことを先生に言ったら怒られるから、黙っておこう」

実際、こんなことがたくさん起こっています。

例えば「残ったお薬は、薬局に持ってきてくださいね」と呼びかけたとしても、飲んでいないという事実を知られたくないために、薬局に持ってくるのはほんの一部の方でしょう。

私が薬局に勤務していたときにも、「私この薬、飲んでいないのよ」とおっしゃる患者さんは1人や2人ではありませんでした。「飲んでいないことを、先生にお伝えしてくださいね」とは言いましたが、おそらくほとんどの方が伝えていなかっただろうと思います。

湿布を処方した高齢の女性の患者さんで「この湿布、孫が喜ぶのよ」とおっしゃっていた方がいました。処方したご本人ではなく、サッカー部の孫が使っていたという、笑えない話です。

また酔い止め薬や頭痛薬やお腹の薬を旅行に持っていくという女性もいました。「私、旅行の薬箱当番なの。これを持っていくと、みんな安心するの」とおっしゃるので、「処方されたご本人以外の方が使ってはいけないんですよ」とお伝えすると、「えー、みんなやっているわよ」と、逆に私が怒られてしまったこともありました。

みなさんに共通していたのは、ご本人に悪気がないところ。それどころか、みんなに薬を分けてあげることが、いいことをしているような感覚さえあるのです。

私は、ここにも国民皆保険の弊害があるように思えてなりません。なぜ薬を無料または少ない負担でもらえているのか、それがわかっていないから、平気で人に分けたりできるのです。

孫に湿布をあげている女性にも、そのことで結果的に孫世代に医療費の赤字負担を背負わせていることに、ぜひ気がついてほしいと思います。自分は得している、という視点だけだと、結局、孫世代を苦しめることになるのです。

例えば、自治体などが動いて、医療保険を使わなかった人に報奨金を払うくらいのことをしてもらえたら、みんな健康になること、むやみに薬をもらわないことに真剣に取り組むようになるかもしれません。

あるいは医療保険に上限があり、「これ以上使ったら自費になる」といった決まりがあれば、むやみに病院に行かなくなり、ムダな薬をもらわなくなるのではないでしょうか。

「ムダな医療」という新しい視点

最近になって、ムダな医療やムダな投薬についての情報も出てきています。

『絶対に受けたくない無駄な医療』（室井一辰・日経ＢＰ社）によると、米国内科専門医認定機構（ＡＢＩＭ）財団という組織が中心となり、アメリカの71の医学会がムダな医療を公表している、「Choosing Wisely（チュージング・ワイズリー）：賢い選択」というキャンペーンが話題になっているそうです。

例えば、「病院に行ったらＣＴ検査をすすめられ、１万円近く払ったが、釈然としない」「子どもが風邪をひいただけなのに、毎回抗生物質を処方される」「子どもが熱性けいれんになったが、画像検査をする意味があるのか」「抗精神薬を２種類処方されたが、服用する気がしない」など、身近なものから専門性の高いものまで、幅広く取り上げられているのです。

アメリカの医療費は日本円にして３００兆円と（日本は40兆円）、比べものにならないほど高く、ムダな医療を容認する余裕はもはやない状況です。「Choosing Wisely」運動を医師自らがおこなうのは、一見すると利益にならないように見えますが、多くの医師は、必要な医療だけを施したいと考えているようです。本来、必要な医療にお金が使われ、ムダな医療が排除されることは、結果的に医療側の利益につながるのです。

日本でもここ2、3年で同じような運動が起こっているようですが、国民皆保険の日本では、アメリカのように運動が広まるのは難しいでしょう。日本の場合、「ムダな医療をなくそう」と訴えるよりは、「その薬あるいはその検査が、身体にとってどのようなリスクがあるか」を訴えるほうが、効果が高いのかもしれません。

身体にリスクがあれば、誰だって避けようと思うでしょう。そこを指摘しなければ、「無料（負担が少ない）なら薬をもらおう、検査を受けよう」となってしまいます。

とくに大学病院は、最先端医療が受けられて安心、と思われがちです。しかしよく誤解をされているのですが、大学病院は実際、医療機関というより研究機関の側面が強いものです。大学病院で医療を受けたら、「あなたのデータを使わせていただきます」ということになります。同じような症例に生かすためです。

たしかに設備も整っているので安心、という側面はありますが、大学病院こそ、不必要と思われる検査や過剰な治療や投薬をされる可能性があることを知っておいてください。

もちろん医療にムダが多いというマイナス面ばかり言うつもりはありません。本当に薬が必要な人や検査を受けるべき人は、きちんと投薬や治療を受けることが大切です。何でもひとくくりにせずに、メリットとデメリットの両方を患者さんに公平に伝えるべきでしょう。

そうなると、患者さん自身の情報収集や知識ということが大切になってきます。

「私は素人だから、お医者さんが言うことはそのまま信じてしまう」という方は多いと思います。そのため、「検査をしましょう」と医師に言われたら、普通は自分にとって必要な検査だと思ってしまいがちです。

しかしそのとき、「その検査は本当に必要なのか」という視点を持つことが、自分自身の健康意識を高めるとともに、医療費の高騰を防ぐことにもつながるのではないでしょうか。

薬を使ったときと使わなかったときの比較は難しい

医療に限ったことではありませんが、日本人はデータを示されると、それを正しいと信じ込む傾向が強いように思います。その一例として、骨粗鬆症薬に関するこんなデータがあります。

私たちは通常、「骨密度を上げる薬を飲めば骨も丈夫になり、骨折しにくい」と考えますね。骨折がきっかけで寝たきりになってしまった、などという話を聞くと、骨密度を上げておけばリスクが下がると思うのは、当然でしょう。

その根拠として、「骨密度を上げる薬を飲んだ人は、飲まなかった人に比べて、股関節の骨折のリスクが50％減る」という報告があります。

しかし、この数値にはカラクリがあります。骨密度を上げる薬を飲まなかった人で股関節骨折をした人は、100人中2人でした。それに対して、薬を飲んだ人は100人に1人だったのです。100人中の1人と2人ではあまり違いがないように思えますが、「2人に対して1人」ということだけを強調すれば、「リスクが50％減る」となるのです。

たしかにデータそのものは間違いではありません。でも、この数字だけがメディアを通じて広まってしまったことの罪は、大きいのではないでしょうか。

それに、薬を飲まなかったらどうなっていたかは、誰にも比較できません。薬を飲んだから骨折をしないですんだのか、薬を飲まなかったから骨折をしてしまったのかは、誰にもわからないのです。薬を飲まなかった人が、たまたま転んで骨折をしてしまった可能性もあるでしょうし、その逆もしかりです。それでも医療側に薬を飲んでほしいという思いがあると、「骨粗鬆症になると骨折のリスクが上がる」と不安をあおります。

骨密度を上げる薬の1つに、BP製剤（ビスフォスフォネート）があります。骨は、骨をつくる骨芽細胞と骨を壊す破骨細胞の両方が働くことで、新陳代謝を繰り返しています。しかし、加齢に伴いこの2つの細胞の働きのバランスが崩れ、破骨細胞の働きのほうが上回るようになると、骨の強度が低下します。そこで、破骨細胞の働きを弱めて骨密度を上げるようにするのがBP製剤です。

実はこのPP製剤は、あまり効果がないといわれています。半年飲み続けても、骨密度が変わらないということも珍しくありません。

しかし、医師からはこう言われたとします。

「これからですよ」

「まだ半年ですから効果がわからないのです。長い目で見ていきましょう」

つまり、今は滑走路を走っているところで、飛び立つのはこれからですよ、効果が出るのはこれからですから、もう少し続けましょう、というわけです。医師にそう言われてしまうと、患者さんとしてはすっかり納得してしまい、「そうなのか、もう少し頑張って続けよう」と思いますよね。

あるいは、もう2年も薬を飲み続けているのに、骨密度が下がってしまったという場合。普通なら「薬を飲んでいるはずなのに、どうして?」と思うでしょう。

そんなとき、医師からこう言われたらどうでしょうか。

「骨密度は下がっているけれど、薬を飲んでいるおかげでこうして歩けているんですよ」

「もし飲んでいなかったら、今頃骨はスカスカで、寝たきりになっていたかもしれませんよ」

骨密度が変わらなくても、それどころか骨密度が下がったとしても、先ほどのようなデータや説明次第で「薬のおかげ」と思ってしまう――それが薬の悩ましいところです。

インフルエンザの「予防接種」では予防できない!?

冬になるとインフルエンザの予防接種を打つ方は多いと思います。毎年秋頃から「インフルエンザの予防（ワクチン）接種を受けましょう」というポスターやメッセージをあちこちで見かけるようになります。

ですが、インフルエンザの予防接種も、誤解が非常に多いのです。

そもそも、「予防接種」という言葉に誤りがあります。予防接種というからには、インフルエンザを予防できなければなりません。でも実際にはどうでしょうか。「インフルエンザの予防接種をしたのに、インフルエンザにかかってしまった」という話を、毎年よく聞きませんか？　つまり、インフルエンザの「予防接種」ではなく「ワクチン接種」であり、完璧に予防できるものではないということです。

それなのにインフルエンザに感染しても、「予防接種をしていたから、軽い症状ですんだ」と思っている方もいます。このこと自体、予防接種ではないということの証拠です。

ワクチンは、力を弱めたウイルスを接種することによって、そのウイルスに対する抗体をあらかじめつくるということです。

なかには、ワクチンの接種によって軽いインフルエンザの症状が出てしまう方もいますが、何も症状が出ない方もいるでしょう。それなのに、その冬が越せるくらいの間、ワクチンは有効だといわれます。これは、よく考えるとおかしなことなのです。

一度打ったワクチンが1シーズンもの間、症状を出さずにもつということは、ウイルスが活性化しないように加工が施されているということです。

ワクチンには、ウイルスが活性化しないようにホルマリンが使われているものもあります。ホルマリンは発がん性のある劇薬です。また、水銀などの有害物質が含まれているワクチンもあります。

高齢者の場合は、インフルエンザにかかると肺炎になりやすい、重症化しやすいといわれるために、ワクチンを毎年打っている方もいるでしょう。しかし、高齢者や子どもなど、抵抗力がない人にとっては、そもそもワクチンを打つこと自体がリスクになる可能性があります。そんなワクチンを、小さなお子さんや妊婦さん、お年寄りに接種するのです。

一方で、ワクチン接種によって副作用が出てしまう方もいます。ワクチンの副作用によって脳炎やぜんそく、ひどい場合はアナフィラキシー（急速に全身にあらわれるアレルギー症状）を起こすこともあります。

それでも、ワクチン接種を推奨することが前提ですから、ワクチン接種による弊害については ほとんど語られることはない一方で、インフルエンザによる重症例や死亡例ばかりが取り上げられます。

インフルエンザワクチンを接種していても、インフルエンザに感染してしまうのは、なぜでしょうか。

インフルエンザの場合、いくつかの型があるために、今年流行しそうな型を予測してワクチンを用意します。でもその予測が必ずしも当たるとは限らないのです。有効かどうかわからず、しかも有害物質が含まれている可能性があるものを、体内に入れているのです。

インフルエンザは4価ワクチンです。4価とは、4種類の微生物の遺伝子タイプに対して免疫を獲得するという意味で、インフルエンザワクチンは、インフルエンザのA型株2種と、B型株2種の、4種類のウイルスタイプとなります。

その年の流行タイプを予測して4価を決めますが、4価そろわないと出荷することができません。年によっては、ワクチンの製造の過程で予定していた株が育たなくて別のもので間に合わせて出荷する、などという裏事情もあるほどです。

そんな状況のなか、予想した通りのワクチンを出荷できたとしても、ワクチンに含まれる型以外のインフルエンザウイルスには効かないのです。しかも、インフルエンザウイルスはものすごいスピードで変異します。効く確率が決して高いとは言えないワクチンを打つ必要はあるのでしょうか。

自分の「治る力」を引き出す

ここまで、高齢になると薬が増える理由、そしてなかなか薬を減らすことができず、薬の服用をやめられない理由について説明してきました。なかには必要な薬もありますが、「その薬は本当に必要なのか」と一度考えてみることは重要だと思います。

私がセミナーや講演会などで繰り返しお伝えしているのが、人には自分自身で病気を治す力が備わっているということです。

「人間は自らのなかに100人の名医がいる」

西洋医学の父であるヒポクラテスの言葉とされています。100人の名医とは、私たちにもともと備わっている自然治癒力のこと。

病気は自分の力で治すものであり、医師や薬はその手助けに過ぎないのです。

ほとんどの病気は、薬では治すことができません。薬はあくまでも症状を抑えているだけだからです。


もちろん、私はすべての薬を否定しているわけではありません。薬は必要なときに使えば本当に役に立ちますし、薬のおかげで助かった命や、治癒する病気もたくさんあります。

例えば先天的な病気。日進月歩の医療において、先天的な病気に効く薬は次々と開発されています。

また、ウイルスや細菌などが原因の感染症や伝染病といった急性の病気にも、薬は効果を発揮します。今世界中を震撼《しんかん》させているエボラ出血熱のように、その薬やワクチンの開発が待たれている病気もあります。

病気ではありませんが、交通事故など救急車で運ばれるようなケガも同様です。目の前で血を流して倒れている患者さんに、「止血剤は血栓をつくりますから、止血剤を使うのはやめましょう」などという人はいないでしょう。メリットがリスクを上回る場合は、薬を使うべきです。

急性の薬が有効に働くのは「症状を抑えてくれるから」です。ここでも見逃してはならないのは、薬は病気を治しているわけではないということ。あくまでも症状を抑えているだけなのです。ただし、急性の病気にあっては、この「症状を抑える」ことがとても有効です。つらい症状を抑えることで自身が持っている免疫力・自然治癒力を最大限に働かせて病気を治すことにつながるからです。

では、高血圧や糖尿病などの慢性の病気はどうでしょうか。

薬を飲んだら、急性の病気のときと同じように症状を抑えることはできます。でも、薬を飲むのをやめたら——また症状が出てきてしまいます。慢性の病気は、薬を飲むだけでは治すことができません。

かつて調剤薬局に勤務していた頃の私は、何の疑問も持たずに「血圧の薬とは一生のおつき合いですからね。気長に続けましょうね」などと言っていました。

でも、考えてみたらおかしな話です。「薬と一生のおつき合い」ということは「飲むのをやめてしまったらまた血圧は上がってしまいますからね。あなたは薬なしでは生きられませんよ」と言っているのと同じことだからです。

感染症であればウイルスであったり、交通事故であれば車であったり、その原因は「外」にあります。しかし、いわゆる生活習慣病などの慢性の病気の原因は「内」、つまり自分自身にあります。加齢による数値の変化もありますが、多くはそれまでの自分の生活習慣から来ているのです。

生活習慣を変えることで減らせる薬は、自分にとってムダな薬であるということもできます。

繰り返しますが、自分の最高の名医は自分です。それでもあなたは、何も考えずに薬を飲み続けますか。

第2章

薬剤師だけが知っている薬の真実

――病気は薬では治らない

老化を早めるだけじゃない！　薬の大問題

第1章では、薬の最大のデメリットとして、薬を飲むことが、かえって老化を早めてしまうとお話ししました。薬を服用するデメリットは、それだけではありません。5つに分けて説明しましょう。

デメリット❶　身体のサインを見逃す

第一に、薬を飲むことで身体のサインを見逃してしまう、言い換えれば薬を飲むと、症状が見えなくなってしまうことが挙げられます。

身近な例で言えば、頭が痛いからと頭痛薬を飲んでしまう。そうすると、せっかく頭を痛くすることで、あなたの身体が「今、調子が悪いよ」「何か問題があるよ」と訴えてくれているのに、薬によってその声に耳を塞《ふさ》いでしまうことになります。

もちろん急性の症状のときは薬によって症状を抑える必要はあるでしょう。

でも、何か症状が出ているとき、その背景は何かを考えることは絶対に必要です。得てして私たちは、「痛み＝悪いこと」と捉えがちです。ですから、痛いならその痛みを取り去ったほうがいいと考えてしまうのです。

かゆみも同じです。皮膚がかゆければ、かゆみ止めを塗ったり服用したりします。かゆみも痛み以上に我慢できないことがあります。でも、そのかゆみを止めて、それでおしまいでいいのでしょうか。かゆみや炎症を取り去って「よかった」でいいのでしょうか。

花粉症だと、くしゃみや鼻水、涙が出ますね。これは、くしゃみや鼻水、涙によって、花粉を外に出そうとしている反応です。よく「私、花粉症がひどいんです」と嘆いている方がいますが、私は「それは人として正しい反応ですよ」とお伝えしています。

たしかに花粉症の症状は不快です。でも、花粉が体内に入ってきているのに、何も反応しないことのほうがおかしいのではないか、ちゃんと防御しているからこういう反応が出ているのではないか、と捉えることで、同じ症状であっても気持ちが楽になりませんか。

花粉症はわかりやすい例ですが、「症状が出ているから止めなければ」と思って薬を服用しても、症状を止めることはできますが、治しているわけではありません。しかも、薬が切れたら、また症状が出てきます。それは今、あなたの身体が花粉を外に出したいという正しい反応なのだということを理解できると、向き合い方が変わってきます。

もちろん痛みやかゆみは、ないに越したことはありません。でも、起こっていることには理由があります。せっかくあなたの身体が症状を出してくれているのですから、その理由を少しでも考えてみませんか。

薬を飲むと、その訴えにフタをしてしまうことになるのです。

デメリット② 副作用のリスクがある

デメリットの2つめは、副作用の影響です。

薬を飲むことによって副作用が起こり、かえって体調を崩すこともあります。

医師から「この薬はよく効くけれど、副作用はないからね」などと言われて処方されることがありますが、副作用のない薬はありません。何らかの副作用が出たら、その副作用を抑えるための薬がさらに処方され、薬が増えていくことにもなります。

また第1章でも述べたように、薬を飲み続けると、長期的には血流を悪くし、体温を下げることになります。そして結果的に、免疫力を低下させてしまうのです。

同じ副作用でも、わかりやすいものならまだいいのです。例えば眠気が出たり、湿疹が出たりすれば、「もう飲むのはやめよう」と思えますよね。でも、本当に怖い副作用は、目に見えない副作用です。例えば長期にわたって高血圧の薬を飲み続けることによって血流が悪くなり、10年や20年経ってから認知症になったからといって、その原因が副作用だとはわからないということです。

そうはいっても、薬の副作用が出るのは、ある特定の人だと思っている人も多いでしょうし、まさか自分には起こらないだろうと思っているでしょう。でも、副作用が出るのは特別なことではありません。

人にはそれぞれ個性があり、誰1人として同じ人はいません。身長が高い人低い人、やせている人太っている人——もちろん体質も違います。

例えば、お酒に強い人と弱い人がいます。いくら飲んでも酔っぱらわない人もいれば、ひと口飲んだだけで顔が真っ赤になってしまう人もいます。見るからにがっちりとした体形で、豪快にお酒を飲めそうなのにまったく飲めない人もいれば、か細くてお酒など飲めそうに見えないのにザルのように飲める人もいます。お酒に強いか弱いかは見かけではなく、体内に入ったアルコールを分解する酵素をたくさん持っているかどうかによって決まるものだからです。

お酒を飲める・飲めないは、どちらがいいか悪いかということではなく、個性です。お酒に限らず、本当はすべてのものに対して「合う・合わない」「得意・不得意」があるはずです。

また、同じ人でも疲れている日は酔いやすかったり、若い頃は大酒飲みだったけれども年をとってから飲めなくなったりすることもあります。その日の体調や年齢によっても違ってくるものなのです。薬もこれと同じで、副作用が出る人と出ない人がいます。もちろん同じ人でも、以前飲んだときは大丈夫だったのに、今回は副作用が出てしまうという場合もあります。すべては個性なのです。

とくに高齢者になれば、肝臓や腎臓の機能が少しずつ低下しますから、薬の副作用が出やすいものです。そうであるにもかかわらず、たくさん薬を飲んでいる、副作用のリスクに最もさらされているのも高齢者です。

そのような方にとくに注意していただきたいのが「新薬」です。新薬と聞くと、「試してみたい」「効き目がありそう」と思いがちです。でも、新薬の服用には慎重になっていただきたいと思います。もちろん臨床試験は経ていますが、飲んでいる人の数は少ないため、本当に意味での効果や副作用はまだわからないものだからです。

薬の種類、その人の体質、その人のその日の体調による組み合わせは無限大にあります。副作用は誰にでも起こり得ること。ならば、できるだけそのリスクを減らすべきです。

どんな副作用が出てくるかわからないという覚悟をもって薬と接する、不必要な薬は飲まない、といった心がけが必要でしょう。

デメリット③ 依存、耐性ができてしまう

3つめは、薬を服用し続けることで、薬がやめられなくなったり、効きが悪くなることです。

講演会でこんな質問をされたことがありました。

「今、睡眠薬を飲んでいます。この薬を飲み続けたら、薬はやめられますか」

矛盾しているようですが、真面目にこのような質問をされるのです。当然ですが、睡眠薬を飲むことで、不眠症が治るわけではありません。眠れないのはつらいでしょうから、対症的に飲むことはあるでしょう。でも睡眠薬を飲み続けたからといって薬を手放せる身体になるわけではなく、むしろ薬が手放せなくなってしまう可能性のほうが高いのです。

まるで風邪薬のような感覚で、飲めばつらい症状が治ると思って薬を飲み続けている方は、少なくありません。このようにして薬に対して「依存」が起こってしまうのです。

睡眠薬に関しては、知り合いの方に聞いた笑い話のようなエピソードがあります。

生活が不規則で眠れなくなり、病院を受診。睡眠薬を処方してもらったところ、眠れるようになったそうです。再診で医師に「どうですか」と聞かれたので、「よく眠れます」と答えたら、その医師は「じゃあ、治ってますね」と言ったというのです。睡眠薬を服用中なのに治っているなんて、おかしいですよね。その方は「このまま続けていたら、医師の言いなりになって薬がやめられなくなる」と思い、薬に頼るのはやめようと決意したそうです。

「薬を飲んでいるおかげで健康に過ごしています」とおっしゃる方もよく見かけます。これも矛盾していますよね。薬を飲んでいる時点で、健康とは言えません。「おかげさまで元気です」と言っているうちは、薬をやめることはできないでしょう。これも一種の依存です。

今、大問題になっているのは、抗生物質の乱用による耐性菌の問題です。抗生物質が使われすぎて、本当に薬が効いてほしいときに効かなくなってしまっているのです。

抗生物質のまったく効かないスーパーバクテリアに感染すると、その致死率は50％ともいわれています。これはとても罪作りな話で、抗生物質を服用している人だけがリスクを背負うわけではなく、まったく抗生物質を服用したことがない人でも、それがまったく効かない菌に感染してしまったら効果がないのです。

抗生物質だけでなく、抗ウイルス薬についても同様です。インフルエンザの抗ウイルス薬タミフルも、たくさん処方されすぎて、タミフルが効かないウイルスができてしまいました。そして次に出てきたのがリレンザですが、これも効かなくなり、イナビル、そしてゾフルーザと、まるでイタチごっこの状態です。

いずれにしても、薬を飲むことのデメリットは、自分だけのことではすまなくなっています。どんな病気にも負けない菌を、私たちみんなで育ててしまっているという、恐ろしいことが起こっているのです。

デメリット❹ 腸内環境が悪化する

抗生物質のもう1つの問題点は、腸内環境を悪化させてしまうことです。

抗生物質を飲むと、下痢をすることがありますね。一緒に整腸剤などを処方されることがあるのはそのためです。なぜ下痢をするかというと、抗生物質が腸のなかにいる腸内細菌にダメージを与えてしまうからです。

問題なのは、腸が人間の最大の免疫器官であるということ。免疫細胞の70～80％は腸にあります。つまり、抗生物質を飲んで腸内環境が悪化すると、腸内の免疫細胞がダメージを受け、免疫力が低下してしまうのです。

病気を改善させるために飲んだ薬で免疫力が下がってしまうのですから、たまったものではありません。

同様に、私はピロリ菌の除去にも疑問を抱いています。胃がんの98％はピロリ菌が原因だといわれています。しかし、ピロリ菌がいたら必ず胃がんになるのかといえば、そうではありません。

つまり、胃がんになっている人を調べたら、ピロリ菌が見つかったのは事実でも、ピロリ菌がいるから胃がんになるわけではないということです。

ピロリ菌は胃酸のなかでも生き延びるようなとても強い菌です。ピロリ菌除去には2種類の強力な抗生物質を使います。ですからピロリ菌を除菌することは、腸内細菌を含め、たくさんの菌を殺してしまうことになります。言ってみれば免疫細胞を一網打尽にしてしまうことになるのです。

そうなるとピロリ菌の除菌で胃がんは防げても、免疫力が落ちることで、ほかのがんをつくるリスクが高くなってしまったり、あるいはそれ以外の病気を引き起こしやすくなったりする可能性は否定できません。

ちなみに抗生物質は薬だけではなく、牛や豚などの家畜のエサにも使われています。病院から処方される抗生物質については注意していても、こうしたルートから入ってくる可能性があるということです。

「人間に処方される抗生物質と動物に使われる抗生物質は同じもの」と言ったら驚かれるでしょうか。抗生物質には、「人間のために開発された安全な抗生物質」「家畜用に開発された少々危険な抗生物質」があるわけではないのです。

ペットを飼っている方が獣医にかかったときに、ペットに処方された目薬や飲み薬が、人間に処方されるものと同じだと知って、驚いたという話もよく聞きます。

現代人が、抗生物質を避けることはもはや難しくなっています。ですからせめて、不必要な抗生物質だけでも服用しないようにする心がけは必要でしょう。

デメリット⑤ 薬の解毒が追い付かない

先ほどもお話ししたように、薬の害を一番に受けるのは薬をたくさん飲んでいる高齢者です。

高齢になると、肝機能や腎機能が低下します。肝機能が低下すると何が起きるかというと、薬を解毒する能力が落ちていきます。

薬は健康のためにいいもの、身体の悪い状態をよくしてくれるもの、と思われる方も多いかもしれません。でも、薬は人工的につくられた合成化合物であり、身体にとっては異物です。合成化合物である薬を代謝するために働くのが肝臓です。

薬を飲むと、酵素を使って代謝をおこなうため、酵素が大量に使われてしまうことは既にお話しした通りです。たしかに薬は、身体の不調を改善したり、急性の症状を抑えてくれるプラスの面もありますが、同時に身体にとって悪影響を及ぼす毒でもあります。

体内に入った異物である薬は、解毒することによって無毒化しなければなりません。この働きを担っているのが肝臓なのです。

肝臓の解毒作業が順調におこなわれているのなら大きな問題はありません。しかし、加齢によって肝機能が低下してしまうと、薬の解毒能力も低下し、体内に薬が残りやすくなってしまいます。

体内に薬が残れば、次はそれを排泄しようとして、腎臓が働きます。ところがその腎機能も加齢とともに低下してきます。すると何が起こるでしょうか。

例えば、排水溝をイメージしてみてください。ゴミのたまっていない、きれいに掃除された排水溝は、スムーズに水を流しますね。ところが少しずつゴミがたまった排水溝は、網の目が詰まり、水の通りが悪くなります。そしてどんどんゴミがたまってきます。

身体のなかもこれと同じで、腎機能が低下して排泄がうまくできない状態が続けば、それだけ体内に解毒されない薬が残ることになるのです。

こうして薬のリスクも上がっていくのに、それに輪をかけて、高齢者の服用する薬の量は増え続けている、というのが現状です。

ですから、今できることは、「なるべく薬の量を減らすこと」、これしかありません。

薬を飲むその前に、自分でできること

では、薬を減らすにはどうすればいいのでしょうか。

基本的な考え方として、処方された薬を黙って持ち帰るのではなく、「この薬は本当に

自分に必要なものなのだろうか」という観点を持つことです。

まずは自分でできることとしておすすめしていることの1つは、医師から「この薬を使いますか」と聞かれたとき、急がなくてもいい場合は「少し考えさせてください」と返事をする勇気を持つことです。そして、家で薬についていろいろと調べたり考えたりしたうえで、必要だと思えば処方してもらい、不明な点があれば医師に確認して、最終的にどうするかを決めるという方法もあります。

こうお話しすると驚かれたり、躊躇《ちゅうちょ》されたりする方もいます。「お医者さんにそんなことを言えない」「せっかく薬を出してくれようとしているのに、申し訳ない」と思われるのでしょう。

でも、本当に申し訳ないのは誰に対してでしょうか。

必要のない薬を飲んで、一生懸命代謝してくれようとしているあなたの身体に対してはどうでしょう。ムダな薬をもらって、医療費がかさみ、そのツケを払う若い世代に対してはどうでしょう。

本当にあなたにとって必要な薬や、痛みをとるような緊急性の高い症状を改善する薬だったらいいのです。

「どうしますか？　薬出しておきましょうか？」

「とりあえず薬を出しておきましょう」

病院で検査を繰り返し受け、数値としては何も異常がないというとき、医師からこんなことを言われたことはありませんか。

患者さんは少しも疑問を持たず、「とりあえず」処方された薬を受け取り、律儀に飲み続けることになります。その薬を飲み続けてもきっと、その症状や病気は治らないにもかかわらず、です。とても怖いことだと思いませんか？

検査で何が悪いのかわからないものに対して、とりあえず出す薬とはどういうことでしょう。冷静に考えると、とても危険なことだと思うのは、私だけではないはずです。

よくあるのが、検査や数値では何も異常がなく、精神安定剤を処方されたというケース。処方された薬を飲んで本当のうつになってしまったという話もよく聞きます。その後は、薬の量がどんどん増えていくだけです。

「3分診療」の弊害はいろいろありますが、薬に関するコミュニケーションも圧倒的に少なくなっています。いえ、少ないどころかまったく抜け落ちてしまっているといってもいいでしょう。私が「なぜこの薬を飲んでいるのですか？」と聞くと、「医者が飲めと言ったから」と答える方も多くいます。

その薬をどういう目的で服用するのか、デメリットは何なのか、ほとんどケアできていないのが現状です。でも本当はどんな病気であれ、患者さんの1つの命に対して薬を出すのですから、「こういう理由で処方している」ということは伝えてほしいものです。

医師に言いにくかったら、薬剤師に聞いてみてください。患者さんの薬に対する疑問や不安に答えるのも薬剤師の仕事です。

もちろん患者さん自身にも責任はあります。私たちにできるのは、自分の身体に責任を持つことです。

患者さんからしてみれば「お医者さんにまかせているから大丈夫」と思うのかもしれませんが、それは自分の身体を人まかせにしているのと同じことです。

納得がいかない場合は、セカンドオピニオンの意見を聞く

私たちはとかく、医療は聖域だと思いがちです。ですから「先生は自分のためにさまざまな薬や検査をチョイスしてくれている」と思っています。もちろんそれも事実です。

しかし、あなたにとってはたった1人の医師であっても、医師から見れば多くの患者さ

んの1人です。もちろん医師も、患者さん1人ひとりをないがしろにしているわけではありませんが、あなたのことだけを真剣に考えてチョイスしているかと言われれば、残念ながら絶対そうだとは言い切れないでしょう。

また、医師によって診断や投薬内容が変わることも、珍しくありません。

医師のことを悪く言うつもりはないのです。私が言いたいのは、医師に依存せず、あなた自身の身体にもっと責任を持ってほしいということです。

言われたままに薬を飲むことや検査を受けることに、もっと疑問を持ってほしいのです。

例えば、「この検査をしておきましょうか」と医師に言われたら、多くの方は「お願いします」と答えるのではないでしょうか。保険も利きますし、万が一、検査で何か見つかったら、むしろ「検査をしておいてよかった、ありがたい」という話にもなるでしょう。そしてその治療のために、また薬を飲むことになるのです。

でも患者側は、提案された薬や検査をすべて受け入れる必要はありません。「いえ、今回はやめておきます」と言ってもいいのです。先述したように、そうして家に持ち帰り、よく調べてから返事をしたり、セカンドオピニオン、サードオピニオンを利用したりしてもいいのです。

ある患者さんにとっては、薬をたくさん処方してくれるのがいい医師かもしれません。病院の待合室でさんざん待たされたあげく、薬を1種類しか出してくれなかったら、不満を持つ方もいます。

でも本来は、患者側がコントロールするべきなのではないでしょうか。

私は「いい医師とはどんな先生か」と聞かれたら、患者さんが「私は薬を飲みたくありません」「薬を減らしたいのです」と言ったときに、理解を示してくれる先生だと思います。

ところが現実には、「ここまで診断されているのに、薬を飲みたくないのなら、命の保証はしないよ」「病気が治らなくても知りませんよ」という医師はたくさんいます。

私の母の話です。リハビリがとても上手で親切だという評判を聞いて、はじめて行った整形外科でのこと。とても丁寧に診察してくれて、検査もして、「では、お薬を出しておきますね」と言われました。母はリハビリを受けたかっただけなので、「薬はいりません」と言ったところ、担当医の顔色がみるみる変わり、「何のために病院に来たんだよ。薬がいらないなら、接骨院に行け！」「病院に来た意味がないだろう」と怒鳴られたというのです。

医師側にも言い分があるでしょう。現実的に病院に薬をもらいに来る患者さんが多い以上、薬をたくさん出してあげれば感謝されるのですから。

また第1章で、私がぜんそくの検査だけ受けて薬を断ったら、「もう来なくていい」と言われたお話をしましたが、これも医師からすれば、「自分の診療方針に従わない扱いにくい患者」ということなのだと思います。医師の言うことを聞かず、スタンダードな治療を受けないで、いざ発作を起こして大きな病院に運ばれたりすることを嫌がる医師もいます。患者さんのなかにはスタンダードな治療を受けていないにもかかわらず、何かあると医師を訴えるケースもありますから、やむ得えない側面もあるのかもしれません。

ただ、このような場合でも、患者側が自分の身体にどれだけ責任を持てるか、ということがカギになってくるでしょう。

自分の命を守れるのは、自分しかいない

外科にしても内科にしても、どんな病気も治しているのは自分自身です。薬はその手助けに過ぎません。それを医師も患者さんもわかっていれば、こんなに薬に頼らなくてもすむのです。

「自分で治している」のではなく、「治してもらっている」という意識があるから、すぐに病院に行かなくちゃ、となるわけです。

ところが「本当はあなたが治しているのですよ。それを医師や薬がサポートしているだけです」と言ってくれるような先生はなかなかいません。

「先生、ありがとうございました」と患者さんから感謝され、医師も、「自分が治してあげた」とまでは言いませんが、それに近いような感覚を長い間、持ってきてしまっています。

もしも「薬を飲みたくない」「薬を減らしたい」と言ったとき、医師に反対されたらどうすればいいでしょうか。

まずはなぜそう思ったのか、理由をきちんと医師に伝えることが大切です。そのうえで不機嫌になったり、怒ったりするような医師だったら、こちらから身を引けばいいだけのことです。医師は星の数ほどいますし、あなたの身体のことを理解しようとしてくれる医師は必ずいます。

飲みたくもない薬を「言われた通りにしなくては診てもらえなくなる」「近所で行きや

すい病院だから」といった理由で飲み続けているのが、果たしてあなたの身体のためになることでしょうか。

たった1つのあなたの身体、命です。また一から検査をするのが面倒だからとか、あの病院は空いているからとか、そのような理由で決めることではありません。

最後に判断するのはあなた自身です。

セカンドオピニオンなどをすすめると、面倒くさい、今かかっているお医者さんに悪い、という考えの方もいます。

でも、どうか「面倒だ」などと思わないでください。あなたの命は1つしかありません。その命を誰にまかせるのですか。それをぜひ、ご自身の目で確かめ、信頼できる医師を選んでいただきたいと思います。

症状別・薬に頼らないヒント

症状は身体が出しているSOSのサインです。

医療は日々進歩し、多くの病気が克服できるようになったはずなのに、相変わらず病院に行く人は減ることがなく、医療費は増える一方です。そもそも現代の医学は、薬を投与することで症状を抑えるものということは、ここまでお話ししてきた通りです。

もちろん本当に必要な薬ならいいのですが、飲まなくてもいいムダな薬もあるはずです。大切なのは、運動や食事といった生活習慣を改善すること。薬は最後の手段です。

ではこれから、症状別の薬に頼らないヒントを紹介していきましょう。

・高血圧

血圧の基準値がすべての人に当てはまるわけではないということは、すでにお話しした通りです。

ただし、血圧が高いとしたら、そこには高い理由があるのです。

過労や緊張、睡眠不足などで身体にストレスがかかったり、運動したりすると身体は多くの血液を必要とします。血液は、体中に酸素や栄養を運び、老廃物を受け取るという大切な働きがあるためです。だから、ストレスがかかると血圧が上がるのです。

また太っている人が血圧が高いのも、ある意味では当たり前のことです。脂肪によって血管が圧迫されるわけですから、血流は悪くなります。では身体はどうやって対処するかというと、圧力をかけて血液を流そうとします。ですから血圧が高くなるのです。

さらに、年齢を重ねていくと、血管は硬くなり、広がりにくくなります。硬い血管に多くの血液を送るために、血圧が上がるのです。

そこで降圧剤を飲んでしまったらどうなるでしょうか。血液は思うように全身に届かなくなり、先述した通り、朝起きられない、だるいといった症状が出てきてしまうこともあります。

万が一血圧が上がってしまったら、安易に降圧剤を飲んで血圧を下げましょうということではなく、毎日の運動や食事などの生活習慣、ストレスなどを見直してみる、太っているなら食生活を改善したり運動したりして体重を落とす、ということも大切でしょう。

例えば毎日自宅で血圧を測り、自分のスタンダードを知っておけば、慌てることはないはずです。普段の自分の最高血圧が１００㎜Hgだったとしましょう。この人が病院で測定したときに、１３０㎜Hgだったら、医師からは「ちょうどいいですね」と言われるでしょう。でも、ご自身は「いつもより30㎜Hgも高い。何か原因があるかもしれない」と思うかもしれません。そして「そういえば、ここのところ忙しくて睡眠不足だったな」「ストレスがたまっていたな」と気づくこともあるのです。

すると、早く寝るようにするなど、自分で対策が立てられます。こればかりは、診察室で血圧を測っている医師にはわからないことです。自分のことを一番よく知っているのは自分であり、「いつもと違う」だったり、逆に「今日は体調がいい」と実感したりするのも自分自身です。

基準値に振り回されずに、自分の身体の状態を見ていくことが大切です。

・糖尿病

糖尿病でインスリン治療を続けている場合、インスリンをやめたら大変なことになってしまうと思いますよね。ところがあるインスリン治療を長年続けていた70歳の女性は、インスリンをやめても元気に過ごし、90歳までお元気だったそうです。ということは、そもそもその女性にはインスリンは必要なかったのです。もちろん、治療をやめてもそれだけ元気だった理由は、食事に気をつけていたことも大きかったでしょう。

私のまわりの人や知人からも、長年糖尿病とつき合っていてインスリンが手放せなかった方が、糖質制限食にしただけで血糖値が上がらなくなったという話をよく聞きます。

たしかに糖質制限食は、血糖値を急激に上げないという意味で、効果があります。ただ、人間の三大栄養素は「脂質・たんぱく質・炭水化物」です。炭水化物を血糖値を上げるからといって一切排除してしまっては、健康を害してしまいます。

糖質制限食は医師の指導のもとでおこなうべきだとは思いますし、糖尿病の種類によっても指導は変わってくると思いますが、糖質制限で排除されがちな穀類には、食物繊維が豊富に含まれているので、バランスよく食べてほしいものです。

血糖値が上がりにくいような食べ方も大切です。まず最初に食物繊維が多く含まれる葉野菜などから食べると、血糖値の上昇がゆるやかになり、インスリンの大量分泌を防ぐことができます。

とくに生野菜を最初に食べると、生きた酵素が体内に入り、自分の消化酵素を温存できるようになります。例えば昼食にトンカツ定食を食べるなら、最初に千切りキャベツから食べるようにしましょう。

温存された酵素は、代謝にまわされるので、脂肪が燃焼されやすくなり、体脂肪が減り、太りにくくなるというメリットもあります。さらに、酵素のムダづかいが減るので、老化の防止にもつながっていきます。

・脂質異常症

脂質異常症とは、血液中の脂質、つまりコレステロールや中性脂肪が多すぎる病気のことです。コレステロール値は、血圧と並んで、その基準値に惑わされがち。メタボリックシンドロームの診断基準にもされていて、動脈硬化の原因といわれ、すっかり悪者にされてしまっています。

しかし、コレステロール値が高いのは、本当に悪いことなのでしょうか。

コレステロールは人間にとってなくてはならないものです。細胞膜もコレステロールからつくられていますし、副腎皮質ホルモンや性ホルモンなど、重要なホルモンの原料にもなっています。

厚生労働省は、「総コレステロール220mg／dl（血清1dl中コレステロールの合計が220mg）以上なら脂質異常症になりかねない」としています。一方で、国民栄養調査の約1万人の対象者を14年間追跡したものや、大阪府八尾市で1万人を11年間追跡調査した結果では、総コレステロール値が240～260mg／dlの人が最も長生きするとされています。

コレステロール値は低いほうがいいと思われがちですが、実はがんによる死亡は、総コレステロール160mg／dl未満が最も多く、240mg／dl以上で最も少ないという結果もあります。コレステロールが低いのも問題なのです。

そうであるにもかかわらず、安易に薬でコレステロールを下げてしまったら、もしかしたら命を縮めていることになるかもしれません。

コレステロールは高くてもほとんど自覚症状がありません。数値を見てはじめて高いということがわかるものです。そこに医師から、「コレステロールが200mg／dlを超えていますね。このままだと血液がドロドロになって動脈硬化のリスクが高まりますよ」と言われたら、ほとんどの人が薬を飲もうと思うでしょう。

逆に言えば、血液検査をしない限りよくなったこともわかりませんから、薬を飲み続けることになります。

検査で数値が正常値になったら「薬を飲んでいるおかげだ」と疑いもせずに思い込んでしまいます。それどころか、生活習慣を見直すことが大切なのに、薬を飲んでいる安心感で生活習慣の改善もしなくなる可能性があります。

コレステロール値の改善には、歩くこと、バランスのいい食事をすること、禁煙することなど、生活習慣のなかでできることがたくさんあります。薬だけに頼らずに、ぜひ毎日の生活のなかでできることをやってみましょう。

・骨粗鬆症

骨粗鬆症はとくに高齢の女性において年々増加しており、その数は60代女性の3人に1人、70代女性の2人に1人ともいわれています。しかし骨粗鬆症もコレステロールと同様、基準値によって診断されるものであり、これといった自覚症状はありません。

実は骨粗鬆症という病気は、以前はありませんでした。1990年代に骨密度計ができてからつくられた病気なのです。

骨粗鬆症はご存じの通り、骨がスカスカになってしまう病気です。でも考えてみてください。年をとるにつれて、骨密度が減るのは当たり前のことです。つまり、老化に伴う自然な変化なのです。それを骨粗鬆症という病気にしてしまうこと自体、おかしいと思いませんか。

「そうはいっても、骨密度が減ったら骨折しやすくなるではないか」という声が聞こえてきそうです。では、どういうときに骨折をするか考えてみましょう。

高齢者の骨折の原因の多くは「転倒」です。では、転倒するのは骨がスカスカになったからかというと、そうではありません。歩くときに足が上がらなくなってつまずいてしまうために、転倒することが増えるのです。この原因は筋肉が衰えてしまったからです。骨密度が高い若い人でも、転び方が悪ければ骨折します。それは、骨がスカスカだからではありません。ならば、転ばなければいいのです。高齢者の場合も「転倒」しないようにすればいいのです。

大切なのは、骨密度を上げることよりも、筋肉を鍛えて転ばないような身体をつくることです。そのためには、歩くことや簡単な筋トレが一番なのですが、ひとたび骨粗鬆症と診断されてしまうと、悪循環がはじまります。

まず、外出しようものなら、家族に「歩いていて外で転んだらどうするの。家でおとなしくしていたほうがいいわよ」と言われ、家でも「段差につまずいたら大変だから、座っていて」と言われます。そしてますます筋力が落ち、やがては寝たきりに――。

骨密度が上がる薬を服用し、骨密度が上がったとしても、それに付随する筋肉がついていなければ、転倒するリスクは変わりません。骨折しないため、転倒しないために薬を飲んでいるのだとしたら、目的と手段がずれています。骨密度と転倒する、しないは直接つながっていないのです。むしろ、骨密度を上げる薬を飲んでいるからと安心して、身体を動かさないようになってしまうことすらあります。

筋肉は自分で動かさない限り鍛えられません。筋肉を鍛えれば、何歳からでも増えていきます。

また「骨密度を増すためには、カルシウムの多い食材を食べる」などと食事ばかり考えがちですが、足踏みをしたり、その場でつま先立ちをしてかかとをトントンと床につけるなど、自分で刺激を与えて、重力に反する運動をすることが大切です。

重力がないところで長期間過ごす宇宙飛行士は、骨粗鬆症になるといいます。重力に反する運動といっても、負荷が大きいものでなくても大丈夫。家のなかでただ立っているだけ、歩いているだけでも十分です。筋肉を鍛える具体的な方法は、第3章で紹介していますので、参考にしてみてください。

そして、丈夫な骨をつくるためには、太陽の光を浴びて、ビタミンDを活性化させること、骨に刺激を与える、つまり自分の足で歩くことも大切です。

・肩こり、腰痛、関節痛

肩こりやそこから来る頭痛、腰痛など身体の痛みに悩まされている方もたくさんいます。

まずお伝えしたいのは、鎮痛剤などの薬を飲んで、身体が訴えている痛みにフタをしないでほしいということです。

鎮痛剤に含まれている成分は、痛みを軽減しているに過ぎず、根本的な解決にはなっていません。薬の作用が切れれば再び痛み出し、さらなる薬を服用することにもなりかねないのです。

肩こりや腰痛に悩まされている方は、姿勢を正してみることからはじめてみてはどうでしょうか。自分の普段の姿勢はなかなかチェックできないので、座っている姿勢を鏡に映してみたり、写真で撮影してもらうといいでしょう。自分の姿勢に愕然とする方も多いかもしれません。

第3章で詳しく述べますが、肩こりなどはとくに肩甲骨まわりの血液循環がよくなれば、改善していきます。私も長年肩こりとそこから来る頭痛に悩まされていましたが、運動することでみるみる改善しました。腰痛も含めて、筋肉を動かして身体の血行をよくすることはとても大切です。

また、ひざなどの関節痛が気になり、グルコサミンやコンドロイチンなどのサプリメントをとっている方もいるでしょう。加齢によって軟骨も減っていきますから、そのようなサプリメントを飲むと、何となく軟骨が増えるような気がするのもやむを得ません。

でも、もしもサプリメントを飲んでひざの痛みが消えたのだとしたら、どれだけたくさん飲んだのですか？　と聞きたくなってしまいます。小さな1粒が体中を巡って、どれだけの成分が痛んでいる「ひざ」だけに直接届くのでしょうか。そして、ひざが痛まないように、一生飲み続けるのでしょうか。

体重が原因でひざが痛むのであれば、食事や運動によって減量することのほうが改善の近道になります。また普段の姿勢や生活を振り返ることも大切です。

サプリメントを飲むことが無意味だとは言いませんが、それで本当に痛みがとれるかといったら疑問が残ります。

サプリメントはあくまでも栄養「補助」食品。それよりも、少しずつでも無理のない運動でひざを支える筋肉を鍛えていったほうが、ずっと直接的な効果があると思います。

・風邪

実は、風邪を治す薬はありません。

風邪薬は総合感冒薬のほか、咳止め、鼻水止め、解熱剤などたくさんの種類が出ていますが、これらはすべて「症状を抑えるため」のもの。薬を飲んで症状を抑えている間に、私たち自身が持っている自然治癒力によって風邪を治しているだけに過ぎないのです。

風邪に伴う咳などの症状は、ウイルスと闘い、身体から排除しようとする免疫反応です。また発熱も同様に、体温を上げて免疫力を高め、ウイルスと闘っている証拠です。薬を飲んでこれらの症状を抑え込むのは、身体がウイルスと闘ってくれているときに、むしろその力をそいでしまうことになります。

もちろん、つらい咳や熱、鼻水でどうしようもなかったり、夜眠れなかったりする場合は薬を飲むのも1つの方法です。でもその目的は、ゆっくり身体を休めるため。

風邪をひいたときに一番大切なのは、体力を消耗しないように、身体をゆっくり休めて安静に過ごすことです。ウイルスと闘っている身体が免疫力を十分に発揮できるように、身体を休めてサポートしてあげるべきなのです。

・インフルエンザ

インフルエンザについては第1章でも触れましたが、私はインフルエンザのワクチンを含め、ほとんどの場合、ワクチンは打つ必要のないものと考えています。

今はこのようにワクチンの危険性を訴えている私ですが、すでに成人している2人の息子には、推奨されているワクチンはすべて打ってきました。その頃は、ワクチンのリスクや副作用について疑うこともなく、打てるだけの予防接種をして、わが子を守るのが親の責任とさえ思っていました。

薬剤師になりたくてなったくらいです。「薬は病気を治してくれる」と思っていましたし、子どもたちも何かあればすぐに病院に連れていきました。小児科には何回通ったかわからないほどで、受付の方に冗談で「定期券を出しましょうか」と言われたほどです。

でも今、私が当時に戻れるなら、ワクチンは一切打たないでしょう。インフルエンザにかかっても、するのは水分をしっかりとって安静にすること。それだけです。なぜなら、子どもが自分の力で治ってくれることを知っているからです。

重篤な病気の場合は別ですが、大切なのは、病気にならないような身体をつくること、万が一病気にかかってもそれに対抗できるような身体にしておくことではないでしょうか。

ウイルスに感染することを予想してワクチンを打つよりも、ウイルスを撃退できるように免疫力を高めることを考えませんか。

たしかにインフルエンザに感染すると高熱が出てつらい状態が続きますし、感染力も強いです。でも、世界的には、健常者であればインフルエンザは自然治癒するウイルス感染症です。インフルエンザの一番の対処法は、薬を飲まずに家でゆっくり休養をして、免疫力を高めることです。

実は私も数年前の冬、急な発熱と関節痛に襲われたことがあります。病院には行きませんでしたが、おそらくインフルエンザだったのだと思います。

本来、インフルエンザはしっかり休養していれば治ります。私が病院へ行かなかったのは、せっかく自分の身体がインフルエンザウイルスと闘っているのだから、自然治癒力を生かそうと思ったからです。結局、水分補給をしながら2日間しっかりと寝ていたら、3日目には治っていました。水以外の食事もとれませんでしたが、それは「エネルギーを消化に使うのではなく、ウイルスと闘うことに使っているのだ」と考えていました。

もちろん、体力や免疫力には個人差があります。とくにお子さんや高齢者の場合は心配だと思いますから、みなさんも同じようにして治しなさい、ということではありません。ただ、インフルエンザでさえ、自然治癒力で治すことができるのだということを知っておいていただきたいと思います。

ちなみにインフルエンザの治療薬として知られている「タミフル」ですが、世界の7〜8割を消費しているのは日本人だそうです。日本人の薬好きがここでもよくわかると思います。

・不眠

年齢を重ねるにつれて眠れなくなり、睡眠薬を処方してもらっている方も増えています。でも睡眠薬も風邪薬と同じで対症療法に過ぎず、不眠を治してくれるわけではありません。飲み続けている限り、薬なしで眠れるような日は来ないのです。

薬を手放すには、なぜ夜眠ることができないのか、生活習慣を振り返ってみることが必要です。

夜になると自然に眠りに誘う役目を果たしているのがメラトニンというホルモン。メラトニンは別名「睡眠ホルモン」と呼ばれています。年齢を重ねるごとにメラトニンの分泌が減っていくため、高齢者が不眠になりやすくなるのは事実です。そうであるならば、メラトニンの分泌を増やすことができれば、心地よい眠りにつけるはずです。

メラトニンを増やすには、セロトニンという「幸せホルモン」が必要です。なぜなら、セロトニンがメラトニンの材料になるからです。つまり、日中いかにセロトニンを増やしておくかが、メラトニンを増やし、自然な眠りにつなげるコツなのです。

セロトニンを増やすには、まず朝しっかり日光を浴びること。そしてよく歩くことや噛むことなどリズム運動をおこなうことです。また、セロトニンの材料となるトリプトファンという必須アミノ酸をきちんと摂取することも大切です。

トリプトファンは主に食品のたんぱく質に含まれていますので、肉や魚、豆類、チーズやナッツなどを食べるようにするのもいいでしょう。

そして昼間の活動量をできるだけ増やし、心地よい疲労感とともに眠れるようにすることもポイントです。今はパソコンやスマートフォンなど、身体よりも頭を使う作業に時間を取られている方も多く、頭だけ疲れて身体が疲れていないために眠れないということもあるようです。

頭を使うことが続くと、身体は緊張し、交感神経が優位になります。眠るためにはリラックスして副交感神経を優位にすることも大切です。眠る1~2時間前にぬるめのお風呂に入ってリラックスするのもいいでしょう。

また、テレビやパソコン、スマートフォンなどの光は、身体を覚醒化させ、不眠の大きな原因にもなっています。夜遅くまでテレビやパソコンを見るのはやめ、明かりを薄暗くしてリラックスできるようにしましょう。

・がん

2018年のノーベル医学生理学賞は、京都大学名誉教授の本庶佑《ほんじょたすく》先生が受賞されました。抗がん剤の一種、免疫チェック阻害剤「オプジーボ」を開発されたことによる受賞でした。オプジーボはがん細胞を直接攻撃するのではなく、がん細胞と闘う免疫細胞に働きかけるという、今までの三大治療（手術・放射線・抗がん剤）、いわゆる標準治療とはまったく異なるがん治療薬です。

死亡例も含め副作用も報告されていますが、今までの治療とはアプローチの仕方が違うので、治癒の可能性も高いといわれています。これからもがんを確実に治す「夢の薬」が開発されるかもしれません。

しかし、どんな薬が世に出ても、がんがなくなるわけではありません。また、一度はがんが治ったとしても、その人にはまたがんが生まれるでしょう。

なぜなら、がん細胞をつくったのは自分自身。がんは自分の一部だからです。

有害な化学物質などが原因となるがんは別として、私は、がんは生活習慣病だととらえています。もしもがん細胞だけを殺す薬が開発されたとしても、生活習慣を変えなければ、また自分自身でがん細胞をつくり出すでしょう。ですから、がん細胞だけを殺す薬を開発したところで、がんはなくならないでしょう。

そうであるにもかかわらず、多くの方は、がんは事故に遭うようなものだと思っています。そして自分は不運だったと嘆いています。でも、原因は自分のなかにあるのです。

私もいつかがんになるかもしれません。薬を飲まず、運動もし、食事にも気をつけていますが、だからといって絶対ならないとは誰にも言えません。仕事をして充実した毎日を送りながらも、多忙でストレスも抱えています。何が原因でがんになるかは誰にもわからないのです。がんは遺伝子の変異であり、老化の1つでもあるのですから。

でも私はそうなったときにどうすればいいかわかっていますから、何も怖くありません。抗がん剤は、必ず正常な細胞にもダメージを与えてしまいます。私なら、自然治癒力を最大限に発揮できるような道を選ぶでしょう。

がんと告知された人とそうでない人では、1年以内に自殺する率が20倍というデータもあります。これは、がんが初期であっても末期であっても、です。それだけ、私たちのなかでは「がんは不治の病」という常識が根強いということでしょう。

でも、がんになってしまったのは運が悪かったのでも何でもなく、多くの場合自分自身に原因があることを知ったら、気持ちも変わるのではないでしょうか。

NK細胞（ナチュラルキラー細胞）という名前を聞いたことがありませんか？　ウイルス感染や細胞の悪性化などによって体内に異常な細胞が発生した際、それを攻撃してくれる働きがある免疫細胞です。

がん細胞はがんになったときだけ存在するわけではなく、毎日5000〜1万個ほどのがん細胞が日常的に体内で発生しているといわれています。NK細胞は常に全身をパトロールしていて、異常な細胞を見つけるやいなや、すぐに攻撃してがん化を防いでくれているのです。私たちがNK細胞を活性化できれば、がんを未然に防ぐことができるだけでなく、すでにがん化した細胞さえ殺してくれる可能性があります。

NK細胞を活性化させる方法の1つが、笑うこと。笑いがNK細胞を活性化させることは、すでに医学的にも実証されています。がんやウイルスに対する抵抗力を高め、免疫力もアップさせるのです。

逆に悲しみやショックなことなどでストレスを受けると、NK細胞の働きは鈍くなり、免疫力がダウンしてしまいます。つまり、がんだと宣告されてショックを受けてしまうと、自ら持っている免疫力をさらにパワーダウンさせてしまうという悪循環に陥ってしまうのです。

今や日本人の2人に1人ががんになるといわれる時代です。少しでもがんを予防するため、またがんと闘える身体をつくるため、「必ずよくなる」という気持ちを強く持ち、生活改善に取り組みたいものです。

・認知症

高齢化とともに認知症の患者数は増加し、厚生労働省の推計によると、2025年には700万人まで増加するといわれています。

認知症の患者さんには、抗認知症薬が処方されます。東京都医学総合研究所の調査結果によると（2018年5月発表）、抗認知症薬を処方された患者さんは80〜84歳で9・4%、85歳以上になると17%となり、諸外国と比べても非常に高い割合となっています。

でも、考えてみてください。年をとると脳の機能が衰えるのはごく自然なことではないでしょうか。物忘れが多くなるのも、当たり前です。

かねてから私が言っているのは、認知症について、そのように診断されるのは、「病院に行ったか、行かないかの違いではないか」ということです。

病院に行き、問診票に答え、チェックリストを使って、「認知症です」と診断されてしまえば、「ああ、自分は認知症なのだ」と認識することになります。そして病気だとわかった時点でどうなるかというと、医療が介入し、薬が処方されるわけです。

しかし私は、誰かに危害を加えたり、周囲に大変な負担をかけるといった大きな問題がなければ、物忘れや認知症で薬を飲む必要はないと考えます。むしろ薬を飲むことで悪化してしまったり、思わぬ副作用が出てしまう面もあるからです。

実際、アルツハイマー型認知症の治療薬として日本でも使われていたドネペジル（アリセプト）をはじめとした4種類の抗認知症薬は、フランスでは有用性が低いとして医療保険の適用の対象外とされました。これは、服用しても認知症が治るわけではないということです。「認知症の進行を遅らせることができるかもしれない」薬なのです。

今の日本では認知症と診断されたら、スタンダートでアリセプトが出されます。このとき、「これは認知症を治す薬ではありません。この薬を飲んでも、確実に認知症は進行していきますが、飲まなかったときよりも、認知症の進行を遅らせることができるかもしれない薬です」と説明を受けている人はどれほどいるのでしょうか。

しかも、その効果すら個人差がありますし、飲んだ場合と飲まなかった場合を比較することはできません。「認知症の進行を遅らせることすらできない」かもしれないのです。それでも、遅らせることができるのなら、と家族は薬にすがります。その進行がなだらかになってくれるのならと祈って……。

でもお話ししたように、フランス政府はその効果に疑問を抱き、保険適用外にしてしまいました。しかも、効果よりも副作用のほうが強いともいわれているのです。吐き気や便秘などの副作用ならまだしも、他者を傷つける、暴言を吐くなどという報告もあります。

そんな副作用が出てもなお、服用をやめるのではなく、今度は精神安定剤を処方しましょう、となってしまうのです。安定剤が効きすぎると、今度はボーッとしてきます。するとうつ気味になったと考えられて、さらにうつの薬が加わっていく――こうして薬は増えていきます。

では、私たちが認知症に対してまったく打つ手がないのかというと、そんなことはありません。実は、骨に刺激を与えることで、「オステオカルシン」という物質が分泌されることがわかっています。このオステオカルシンには、何と認知機能に最も関係する、脳の「海馬《かいば》」を活性化する効果があるのです。

私が考案した「ベジタサイズ」というエクササイズの1つ「麦ふみエクササイズ」（第3章参照）には、かかとをトンと落とすことで骨に刺激を与える動きがあります。

また、歩くことも骨に刺激を与えます。前に、歩くことで骨密度が上がるとお話ししましたが、認知症予防にもつながるのです。

そして「麦ふみエクササイズ」には、もう1つ嬉しいおまけがあります。筋肉を動かすことで、「マイオカイン」という成長ホルモンが分泌されるのですが、このホルモンには細胞修復の働きがあるのです。成長ホルモンは成長期に身長を伸ばすだけでなく、大人になってからも、全身の細胞を修復し身体の機能を維持するために重要です。

このように、日常生活に運動を取り入れたり、できる限り自分の足で歩く努力をしたうえで、老化現象の1つとして認知症を受け入れていくという考え方もあるのではないでしょうか。

今現在、認知症の特効薬はありません。「効くかもしれない」という薬にすがるよりも、ありのままを受け入れることで、少なくとも薬の弊害はなくせるはずです。

第3章

薬は減らせる！

——運動と食事で「薬いらず」の身体をつくる

「薬漬け」の私を変えた健康習慣

薬いらずの身体をつくるためには、ただ薬をやめればいいわけではありません。薬がなくても元気で過ごせるように、並行して生活習慣を改める必要があります。

言うのは簡単ですが、「生活習慣を変えて健康でいる」ことはなかなか難しいものです。数値を抑えるために薬を飲みながら暮らしていくほうが、手っ取り早いからかもしれません。

でも薬を飲んで「治っている」と思いながら生活習慣を変えずにいると、薬は増えていきます。それは、「治っている」のではなく「抑えている」だけ。薬にコントロールされているだけなのです。

今でこそ「薬を使わない薬剤師」として活動している私ですが、実は私自身、かつては薬に頼りきった生活をしていました。

自分で言うのもなんですが、私は小さいときからいわゆる「いい子」で、まわりに気を使って頑張っていました。そのせいか私の肩こりは小学生の頃からはじまっていたのです。

先にも触れましたが、私は4人きょうだいの末っ子で、兄と姉は病気で亡くなっています。実質的には子どもの頃から病気がちだった4歳年上の姉と2人姉妹で、両親は入退院を繰り返す姉にかかりきりでした。両親の心配事を増やしたくないと、必死で「いい子」

を演じていたのです。

そんな状況でしたから、肩こりとそれに伴う頭痛はますます悪化していきました。頭痛薬を飲みはじめたのは小学校高学年のときです。大学生の頃には頭痛薬が手放せなくなっていましたが、整形外科医からも「頸椎《けいつい》がずれているから治らない」と言われていたため、私自身、薬とは一生のつき合いだと思っていたのです。

このような生活は薬剤師になってからも続きました。薬剤師になってからは、薬の知識もあり、すぐに手に入るという状況です。それでも、いえ、だからこそ、痛いのだから痛みをとらなくてはいけないと、薬を飲んでいました。痛みをとらなければ、仕事も続けられなかったからです。

頭痛があるから痛み止め、血行をよくするためにビタミン剤をプラス。でもそれもダメで、次は筋弛緩剤です。症状がよくなるどころか、ひどい倦怠感に悩まされたことを今でも覚えています。自分の身体を自分で何とかしようと思うことはまったくなく、薬に何とかしてもらおうと思っていたのです。

やがて薬によって胃潰瘍になり、胃潰瘍の薬も飲むようになりました。さらに30代では肋間神経痛になり、気づいたら1日17錠もの薬を飲んでいたのです。

薬剤師になるくらいですから、その頃の私は、当然「薬はいいもの」と信じていました。だから「これを飲んで治らないならこれを足せばいい」と、どんどん薬を上乗せしていったのです。

そんな私が薬を手放すことができたきっかけは、ウォーキングでした。それは30年間、自分の身体を他人まかせ、薬まかせにしていた私にとっては、あっけないほど簡単なことだったのです。

私が主宰するウォーキング教室に来てくださる生徒さんで、かつて脳卒中で倒れた経験を持つ方がいます。その方は1日10錠の薬を飲んでいました。倒れる前はとても多忙で、無理を重ねていたことをすっかり反省し、仕事も自分のペースでできるものに変え、食生活も見直して、ウォーキングもはじめ、すっかり健康的になっていました。ところがそれでも主治医は薬を減らしてくれることはなく、相変わらず同じ薬がずっと処方されていることに疑問を感じていたそうです。

以前と同じ生活を続けているなら薬が減らないのもわかりますが、今は180度変わって生活改善していて、自分でも明らかに元気になっているのを実感していたとき、私の本を読み、薬をやめる決心をされました。そうして徐々に数を減らし、薬をすべてやめることができたのです。それから7年。一切発作は起きておらず、薬を飲まずに、充実した日々を送っています。

たしかに断薬するのは最初は怖かったようで、ときどき服用することもあったそうですが、ウォーキングを続けて食事も変えていくことで自信がつき、「もうやめていいのだ」とふっきれたといいます。

もちろん、すべての方に当てはまるケースであるとは思いません。ただ、日々自分で自分の免疫力を上げることをやっていれば、必ず身体は応えてくれます。この方の場合は、自分の生活を本当に真剣に見直して変わったからこそ、安心して薬をやめられたのだと思います。

これに対して、「何もしていないけれど、薬は怖いのでやめよう」というのが一番リスクが高いことです。薬を減らすのは、生活習慣の改善とワンセットだからです。

私が講演をすると、質問コーナーで「○○の薬を飲んでいますが、飲み続けたほうがいいでしょうか」「○○の薬をやめてもいいでしょうか」といった質問を受けることがよくあります。しかし、こういった質問自体が、自分の大切な身体を人まかせにしてしまっていることのあらわれだと思いませんか？

私はその人自身ではありませんから、「薬をやめましょう」とは言えません。私が「薬を飲まないほうがいい」と言ったからやめたのだとしたら、裏を返せば医師に「薬を飲みなさい」と言われたから飲んだということと、「他人に自分の身体をゆだねる」という意味では同じです。「薬を飲む」という選択も自分でしてほしいと思います。

自分で決めたことなら、たとえ何かあっても、対処しようと思えますし、自分の身体に責任も持てるでしょう。「飲め」と言われたから、逆に「飲むな」と言われたからこうなった、と人のせいにしてほしくないのです。

あなたの大切なたった1つの身体は、お金で買えるものではありません。他人に判断をゆだねる前に、薬について「知ろう」とすることが大切なのです。

今は処方された薬がどのようなものかわかる本も出ていますし、インターネットでもすぐに調べられます。薬の副作用の情報もわかります。知る機会はいくらでもあるのです。すべて知ったうえで、責任を持って薬を飲むのなら、それも選択の1つです。しかし、生活改善をしながら徐々に薬を減らしていくという選択肢もあります。

医師はあなたの身体を診てはくれますが、あくまでも「他者」。あなたの痛みを痛みとして感じてくれるわけではありません。つらいのも、痛いのも、かゆいのも、自分です。あなたの身体はあなた自身が一番よくわかっているはずです。

今、生活習慣病の薬を飲み続けている方は、安易に薬をやめるのではなく、まずは生活改善をすることが第一歩。そうすれば必ず、数値などに変化があらわれてきます。そして少しずつ薬のいらない身体に近づけていけばいいのです。薬に頼らず健康に暮らすのは、毎日の習慣次第。そしてそれは、決して難しいものではありません。いつもの生活のなかでほんの少し意識を変えるだけでできることばかりなのです。

「若い頃の自分」と同じレベルを目指さなくていい

第1章で、老化を病気にしてしまうと薬が増えていくという話をしました。繰り返しになりますが、老化は自然現象です。どんなに元気な人でも年を重ねていけば、いろいろな機能が低下していくのは当然のことです。

その低下に合わせて、私たちの身体はその時点でベストな状態を保とうとしています。年を重ねると血圧が高くなるのもその1つ。血管の弾力がなくなってくれば、勢いよく全身に血液を流すために、血圧を上げなければなりません。その自然現象を、単に「血圧が基準値より高いからお薬で下げましょう」と診断され、薬を飲んで解決したと思い込んでいるのです。

特別な病気や、本当につらい症状は別として、老化に伴う変化はある程度受け入れてしまうことが大切なのではないでしょうか。「若い頃の自分」と同じレベルを目指す必要はないのです。老化を受け入れることができれば、薬は減っていきます。そのうえで、自分でできることを取り入れましょう。そのほうが結果的に、免疫力が高まり、QOL（生活の質）も高めることができます。

「年をとってくれば、このくらいの不具合は出てくるよね」と受け入れてしまえば楽ですが、「こんな不具合があるのだから、全部メンテナンスして治してもらおう」となれば、あちこちの病院にかかって薬がどんどん追加されていくでしょう。

ある70代の男性の話です。夜に階段から落ちて腰を打ち、救急車で病院へ運ばれました。急いでレントゲンを撮影したところ骨折もありませんでしたが、その日は大事をとって入院したそうです。

通常なら翌日退院となるでしょう。ところが、朝起きると看護師さんに「本日のメニューです」と、再びレントゲン撮影と採血することを伝えられました。その時点で男性は疑問を感じました。「昨晩レントゲンを撮って骨折していなかったのに、なんで翌朝も撮るのか？」「自分は階段から落ちただけで、内臓の疾患があるわけでもないのに、なぜ採血するのか？」と。そしてその疑問を看護師さんにぶつけると、「でも、先生の指示なので」とひと言。

そこで男性が「でも私は、骨折を疑われて病院に来ただけですから、血液検査はしたくありません」と言うと、医師が飛んできて、「あなたみたいな患者は、すぐ帰ってくれ」と言われたそうです。

もし血液検査に素直に応じていたら、70代ともなれば、何かしらの不具合が出てくる可能性が高いでしょう。例えば「血圧が高いですね」「このままでは脂質異常症になりますよ」などと言われて、そこから病院、そして薬との一生のおつき合いがはじまるわけです。

「腰を打ったのに血液検査をするのはおかしい」と思うのか、「検査で悪いところを見つけてもらってよかった」と思うのか――ムダな薬を減らす生き方は、こんなところにもあらわれてくるように思います。

では、ここからは実践編として、運動と食事に分けて、薬がいらない身体に変わる生活習慣についてお話ししていきましょう。

運動編

何歳からでも筋肉は若返る

バリアフリーでかえって身体が弱くなる!?

足腰が弱ってしまった高齢者にとって、公共施設や住宅のバリアフリーが進むのは、ありがたいことなのかもしれません。私も決してバリアフリー住宅に反対しているわけではありません。

でも、あえて言わせてください。バリアフリーの建物が普及してから、足腰が弱くなってしまった方は、確実に増えています。ご家族にとっては、大切なおじいちゃん、おばあちゃんに怪我をしてほしくない、転んで骨折をしてほしくないという思いから、バリアフリーにリフォームしたのかもしれません。しかし、あまり大事にしすぎてしまうと、それは足腰を鍛える機会を失わせることになってしまいます。

段差がなくなれば、つまずくことはない代わりに、歩くときに足を上げなくなります。筋肉は使わなければどんどん衰えていきます。筋肉は「使う」ことが最も大切です。

例えば室内でも、車椅子があり、エレベーターがあれば、行動の自由度は増えるかもしれません。もちろんその方の身体の状態にもよりますが、それでも一生懸命手すりをつかみながら歩き、足をドッコイショと上げることで筋肉を使う、その機会をどんどん奪っていくのです。

それにもう1つ。いくら家庭内をバリアフリーにしても、街中ではまだそこまでバリアフリーは徹底していません。ですからバリアフリーに慣れてしまうと、外出したときが大変です。むしろ、外出時につまずいたり転んだりするリスクは上がってしまうかもしれないのです。

前にも述べたように、筋肉は何歳になっても鍛えることができます。

薬を飲み、病院に通っていると、どうしても他力本願になってしまいます。「病気を治してもらう」「薬を飲めば何とかなる」と。

それに比べて筋肉はまさに自分自身です。だから自分で何とかしようと思えば、いくらでも変えられますし、よくなっていくのです。

私が講演会で「私が大好きなもの、それは筋肉です」と言うと、笑いが起こるのですが、冗談ではなく本気で言っています。筋肉は本当に素直なのです。なぜなら、筋肉は鍛えれば必ず応えてくれるからです。

「人間は自らのなかに100人の名医を持っている」というヒポクラテスの言葉を先に紹介しましたが、身体を動かし、筋肉を鍛えることは、100人の名医たちがいきいきと動き出すきっかけになるでしょう。そしてそれは私だけでなく、誰にでも起こり得ることなのです。一生のおつき合いと思っていた薬さえ、手放すことができるのです。

実は身体の組織のなかで、唯一、筋肉だけが老化しないと言ったら驚かれるでしょうか。これも私が筋肉が大好きな理由の1つです。

「そうはいっても、年をとれば筋肉が落ちてくるだろう」「若い人に比べて筋肉があるとはとても思えない」という声が聞こえてきそうですが、それもそのはず。筋肉は「老化はしないけれども、退化する」からです。つまり、鍛えなければ衰えるということです。

逆に言えば、鍛えさえすれば、何歳からでも応えてくれるのが筋肉です。

双子のご長寿のおばあちゃんとして有名だったきんさんぎんさんは、みなさんご存じですね。お姉さんのきんさんは、それまで車椅子での生活だったにもかかわらず、筋トレを重ねた結果、100歳を過ぎてから歩けるようになったというエピソードがあります。

もし筋肉が老化する一方だとしたら、１００歳を過ぎてから歩けるようになるはずがありません。筋肉は、１００歳からでも鍛えられるのです。

また冒険家の三浦雄一郎さんも、一時は体重増加、高血圧、不整脈などであと2年の命といわれながら、60歳を過ぎてから筋トレを開始。80歳のときには三度目のエベレスト登頂を果たされました。

きんさんや三浦さんが特別な人というわけではありません。ただし、日常生活にうまく運動を取り入れていたのだと思います。筋肉は誰もが鍛えることができ、いつでも生まれ変わることができるものなのです。

サボるとなくなる、鍛えると増える——筋肉は本当に正直者です。

私はよく、筋肉を貯金にたとえます。貯金ではなく「貯筋」ですね。筋肉は、努力次第で貯金のように貯めていくことができるのです。では筋肉は、どんな種類の貯金だと思いますか。

普通預金でしょうか？——それではコンビニでも簡単に下ろせてしまうので違います。

では、定期預金でしょうか？——一度貯めておいても、そのままにしておけば、筋肉はどんどん衰えてしまいますね。

正解は「積立貯金（積立貯筋）」です。そう、毎日毎日コツコツ貯めていくことができるのが筋肉なのです。少しずつでも積み立てていくことで、確実に自分の財産になります。ただし、サボってしまうと貯筋はだんだんなくなってしまいますから要注意。

そして嬉しいのは、貯筋をすると「貯骨」にもなるということ。筋肉を鍛えると、もれなく丈夫な骨がついてくるのです。

身体を動かして筋力をつけると血行がよくなり、体温も上がります。すると、骨をつくる細胞の働きもよくなるため、骨密度の高い、丈夫な骨がつくられやすくなっていきます。また、骨に適度な負荷を与えることになるため、骨も鍛えられるのです。

すでにお話ししたように、骨密度が低い、または骨粗鬆症と言われたからといって、家に閉じこもっていては筋肉は退化する一方になり、ますます転倒して骨折するリスクが上がってしまいます。

「筋肉は老化しない」と聞くと、そのときは「鍛えなければ」と思うでしょう。

でも人間は忘れてしまう生き物です。私は、常に筋肉を意識して生活してもらうために、「筋肉は老化しない。退化する」と紙に大きく標語のように書いて、トイレに貼ることをすすめています。トイレに行くたびに目につくので、とても効果的ですよ。

筋肉量が上がると免疫力も上がる

なぜこんなに筋肉の重要性をお伝えしているのかといえば、筋肉量のアップは、そのまま免疫力のアップにつながるからです。つまり、筋肉量を上げれば、病気になりにくい身体をつくることができるのです。

基礎代謝という言葉はご存じだと思います。基礎代謝とは、人間が生命活動を維持するために必要なエネルギーのことです。運動をしていなくても、呼吸しているだけ、寝ているだけでも私たち人間はエネルギーを消費し、代謝をおこなっています。

私たちの身体のなかで、一番エネルギーを必要としている組織が筋肉です。筋肉量が上がれば、基礎代謝量も上がります。代謝がよくなれば、体温も上がります。すると、第1章でお話しした通り、免疫力も確実にアップするのです。

ちなみに、がん細胞も温度の低い環境になると活発になるため、低体温の人は要注意です。最近の研究でも、がん細胞は39・3度で死滅することが明らかになっているのです。

歩くことで「第二の心臓」ふくらはぎを刺激する

筋肉量を増やすことは、誰でも無理せずできる簡単な免疫力を上げる方法です。難しいエクササイズや、激しい筋トレは必要ありません。その最も簡単な方法が、歩くことです。人間の筋肉の7割以上が下半身にあります。筋肉量を増やす効率的な方法は、下半身を動かすこと。つまり、歩くことなのです。

歩くことはコレステロールが下がるだけでなく、血圧を下げ、血糖値も下げます。脳の活性化にもつながり、認知症予防にも一番いいといわれています。私のまわりにも、生活改善をして歩きはじめたら、血圧が下がった、血糖値が下がったという方はたくさんいます。こんな簡単な方法を取り入れないのは、本当にもったいないことです。

ふくらはぎは「第二の心臓」といわれています。なぜなら、ふくらはぎは血流を送り出すポンプのような役目を果たしているからです。

ただし、このとき正しい歩き方をしなければふくらはぎはポンプの役目を果たしてくれません。足を上げず、すり足のように歩いていては意味がないばかりか、つまずいて転倒する原因にもなってしまいます。

正しく歩くためにはかかとから着地し、足が離れるときにつま先で蹴り出すようにするのがポイントです。そうすると、ふくらはぎが活発に動き、伸びて縮むポンプのように動いてくれるのです。

普段歩いているときに、ふくらはぎを意識している方は少ないでしょう。でもこの「意識する」ということがとても重要で、歩きながら意識を集中すると、ふくらはぎの筋肉が伸び縮みしていることがわかるはずです。

ストレッチなどをするときもそうですが、人間の身体は「ここを鍛えるぞ」「ここが伸びているな」などと意識を向けるだけで、効果が大幅にアップするのです。意識をすれば、筋肉は必ず応えてくれます。

ふくらはぎが伸び縮みし、ポンプのように動けば当然、血液の流れもよくなります。血液は、心臓から動脈を通って全身に運ばれ、静脈を経て心臓に戻されます。上から下に流れるときはいいのですが、下から上に向かって流れるときは、重力に逆らわなければなりません。足の末端から心臓に向かって血液が流れるには、ポンプの力が必要になります。その動きを「ミルキングアクション」といいます。ミルキングアクションとは、牛の乳搾りのような動きという意味です。

心臓から送り出された血液は、重力の関係でどうしても下半身に滞りがちになります。そこでふくらはぎのミルキングアクションによって、心臓に血液を送り返し、心臓の負担を減らしてくれるのです。リンパや老廃物も流すことができます。

これがふくらはぎが「第二の心臓」といわれるゆえんです。

ですから、日頃からふくらはぎをしっかり鍛え、ミルキングアクションがスムーズにおこなわれるような状態にしておくことが大切です。つまり、正しく歩くことでふくらはぎを刺激するのが得策なのです。

ミルキングアクションで血流がよくなれば、体温が上がり、免疫力が上がります。正しい歩き方については、この後述べます。

秘訣は「身体の内側の筋肉」を鍛えること

ひと口に筋肉といっても、筋肉は大きく2種類に分けられます。

1つは身体の外側にある筋肉（アウターマッスル）で、代表的なものに大胸筋、三角筋、大腿四頭筋などがあります。

アウターマッスルは、トレーニングマシンなどを使った一般的な筋トレで鍛えることができます。アウターマッスルを鍛えると、筋肉は太く重くなり、いわゆる「ムキムキ」の身体になります。ただ、トレーニングをしないと、筋肉はすぐに落ちてしまうのが特徴です。

そしてもう1つは身体の内側にある筋肉であるインナーマッスルです。棘上筋《きょくじょうきん》、棘下筋《きょくかきん》、肩甲挙筋《けんこうきょきん》、腹横筋、大腰筋など、身体の中心に近い部分にあり、普段はほとんど意識することがない筋肉です。インナーマッスルは細くしなやかな筋肉なので、身体に負担をかけずに鍛えることができます。また、いったんついたらなかなか落ちないのも特徴です。まさに「積立貯筋」ができるというわけです。

よく、ダイエットにはインナーマッスルを鍛えると効果的といわれます。インナーマッスルを増やせば、基礎代謝量が増え、脂肪がつきにくく、肥満になりにくい身体になるというメリットもあるのです。

触れることもできないインナーマッスルを鍛えるいい方法が、先に述べたウォーキングなどの有酸素運動。そしてこの後ご紹介する、私が考案した「ベジタサイズ」というエクササイズです。ベジタサイズは伸ばす、ひねる、という動きが多いのですが、「ひねる」動きは、身体の中心部にあるインナーマッスルに刺激を与えることができます。

濡れているぞうきんをイメージしてみてください。そのぞうきんを半分にたたんで、パンパンとたたいても、水は全部抜けないですよね。ぞうきんに含まれる水分を出すには、絞る、つまりひねればいいでしょう。ひねることによって、ぞうきんの繊維についている水分まできれいに絞れます。これと同じで、ひねるという動きは、身体の中心部に力を加えることができるのです。

インナーマッスルは外から触っても鍛えることはできません。「ひねる」という動きを入れることで、しなやかな筋肉がつき、骨に刺激を与えるので、骨も強くなる効果が期待できます。また、しなやかな筋肉がつくことで身体の可動域が広がり、転倒や骨折などのリスクも確実に減っていきます。

身体がどんどん若返る「ベジタサイズ」

スクスク成長し、しっかり大地に根を張っている野菜をイメージしておこなうエクササイズが「ベジタサイズ」です。

私が「筋肉」と並んで尊敬してやまないのが、「野菜（植物）」です。考えてもみてください。植物の力はすごいのです。大地に根を張り、風が吹こうが雨が降ろうが、その場所を動くことができない。何があっても逃げることもできない。ものも言わなければ、攻撃することもできません。動物や人間のように食べ物をとりに行くこともできませんが、今いる自分の範囲のなかで、養分を吸ってお日さまを浴びて、しっかりと生きています。

ということは、植物そのものにすごい自浄作用や抗酸化作用があるということではないでしょうか。はかりしれないほど生命力が強いのです。

ベジタサイズは、その植物のエネルギーを取り入れて、イメージ力を働かせておこなうエクササイズです。

イメージするということはとても大事で、イメージするとしないでは、身体の動きは大きく違いますし、効果もまったく違ってきます。「野菜になった気持ちで」というと、冗談かと思う方もいるかもしれませんが、身体を使ってイメージすることで、イメージ力の大きさを実感できます。

例えば「いい姿勢で立ってください」と言って、普通に立ってもらいます。そのとき、私が横から上半身を軽く押すだけで、普通の人はぐらついてしまうのです。ところが、後で紹介するベジタサイズの「芽生えのエクササイズ」をしてもらい、「野菜になったつもりで、大地にしっかり根を張っているイメージをしてください」と伝え、イメージ力を働かせたあとでは、私が横から押しても、姿勢は崩れません。

もちろん、必要以上に足に力が入っているということではありません。意識すること、イメージすることで身体が変わるのです。

そしてイメージするだけで身体の可動域さえ広げることができます。例えばこの後出てくる「豆の木エクササイズ」は、自分が『ジャックと豆の木』の豆の木になったイメージでおこないます。

『ジャックと豆の木』の豆の木は、一夜にして天にも届く勢いでつるを伸ばしていきます。「豆の木エクササイズ」は腕を上に伸ばしてひねる動きをします。このとき、普通に「腕を伸ばしてひねってください」というのと、「豆の木になったつもりで、つるを巻くようにもっと遠くまで伸びましょう」というのでは、可動域に大きな差が出てきます。もちろん効果も違ってきます。

それだけでなく、「大地にしっかり根を張って立つ」「天に向かってまっすぐ伸びる」とか「双葉が開くように両手を広げる」といった言葉から元気なイメージをふくらませて、楽しくエクササイズをしてほしいという願いも込めています。

ベジタサイズは道具もいりません。自分の身体1つでいつでもどこでもできるエクササイズです。それどころか、大きな動きや激しい動きもないため、エクササイズが苦手な人でも大丈夫。30㎝四方のスペースがあればすぐできます。

自分で自分の身体に負荷をかけるので、自分の限界もわかります。ですから無理をすることもなく、安全です。しかも、続けるうちに身体がやわらかく、より伸びるようになっていくことが実感できるでしょう。

88歳でも、1カ月で歩ける筋肉がつく！

先ほど「筋肉は老化しない」と述べましたが、ベジタサイズは何歳からはじめても効果があらわれます。

足元がおぼつかなかった90歳と88歳のご夫婦も、息子さんにベジタサイズを教わってさっそく実践したところ、筋力がついて歩けるようになりました。

88歳のお母さまは、だんだん腰が曲がり、歩くことも難しい状態になっていました。ちょっとした段差でつまずき転倒、救急車で運ばれるということがあってから、息子さん夫婦はお母さまを施設に入れることを考えていたといいます。

ベジタサイズを受講していた息子さんは、自分の肩こりがよくなったこと、猫背が治ったことなどを実感していましたが、もう歩けなくなる寸前のお母さまには無理だろう、と思っていたそうです。それでも最後の望みをかけてベジタサイズを教えたところ、曲がっていた腰がみるみる伸びていき、1カ月後にはほぼ通常の歩行ができるようになったのです。

驚いた息子さんは、今度は腰が曲がってきた90歳のお父さまにもベジタサイズを教えました。お父さまもしっかり歩けるようになり、94歳になった今でも息子さんと一緒にゴルフに行っているそうです。

このように、ベジタサイズを実践している方からは、嬉しい報告がたくさん届いています。ではさっそく、正しい姿勢で歩き、インナーマッスルを鍛えるベジタサイズのやり方を紹介しましょう。

ステップ① 正しい姿勢で立つ…芽生えエクササイズ

セミナーなどでみなさんの姿勢を見ていると、ただ胸を張って腰を反らせているだけの方、首が前に出てしまっている方など、正しい姿勢で立っているつもりでもまったく立てていない方がほとんどです。

肩こりや腰痛、ひざの痛みなどには姿勢が大きくかかわっています。

背中を丸めて猫背になれば、肩こりになります。すると頭痛が起こります。腰を反り気味に立てば、腰に負担がかかって腰痛になります。

また身体の片側だけに重心をかけて立つクセのある人は、股関節痛やひざなどの関節痛になりやすくなります。正しい姿勢ができれば、これらの身体の痛みも改善するはずです。鎮痛剤が手放せなかった人でも、歩くだけで痛みが改善し、薬が手放せたというケースもたくさんあるのです。

正しい姿勢で立つのに役立つのが先ほど説明したイメージ力です。

まず、種を土のなかに埋めて、やがて芽が出て、お日さまに向かってまっすぐ伸びる、ということをイメージで伝えます。すると、胸を張ったり、腰を反らせたりすることなく、自分自身でまっすぐ上に伸びようとします。

実際は背骨を支えている仙骨がすべった状態から上を向き、背骨の近くにあるインナーマッスルである脊柱《せきちゅう》起立筋《きりつきん》が上に引き上がっていくのですが、それがイメージ力によって無意識にできてしまうのです。

正しい姿勢は、正しい歩き方につながります。いい姿勢が、歩く前段階として重要なのです。

どんなスポーツでも「構え」がありますね。構えとは、「用意ドン！」の「用意」に当たる部分です。例えば剣道、テニスなどを思い浮かべてみてください。その構えからスタートしていくでしょう。

正しい歩き方の「構え」に当たるのが、正しい姿勢です。「さあ、歩くぞ」となったときに、構えである姿勢が間違えていたら、正しい一歩を踏み出せないのです。

土から生え出る双葉をイメージした「芽生えエクササイズ」（129ページ〜）は姿勢美人をつくるエクササイズ。芽生えエクササイズをおこなうだけで、正しい姿勢をとることができるのです。イメージ力を働かせることで、無理なく身体が動くことを実感できるはずです。

芽生えエクササイズ

土から生える双葉になったイメージで姿勢を整える

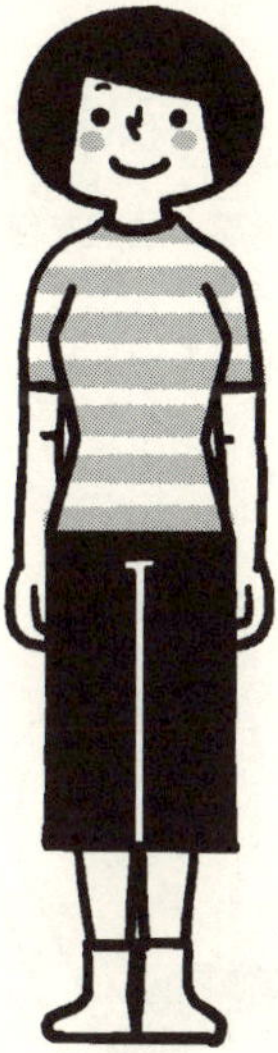

①脚をそろえてまっすぐ立つ。

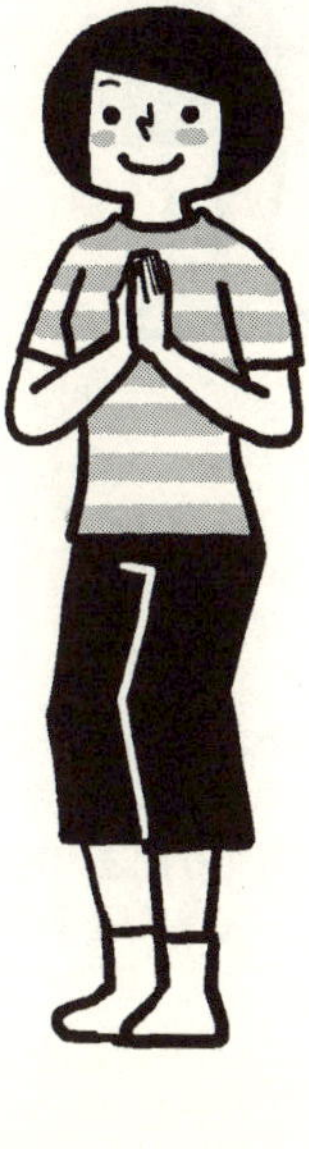

②手を軽く胸の前で合わせて種をつくる。
腰をまっすぐおろし、中腰になる。
（これから芽生える種を埋め、
エネルギーをためていく）

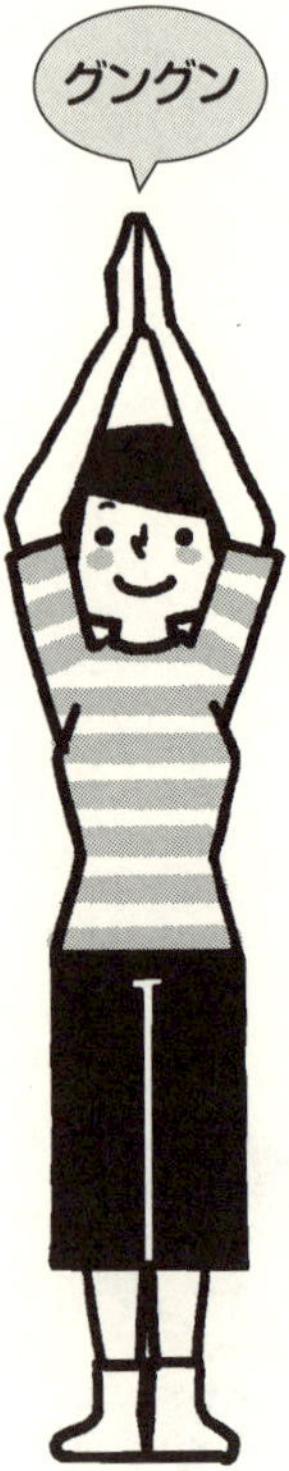

③脚を伸ばして立ち上がる。
手を合わせたまま、できるだけ高い位置を目指して上げていく。
（土のなかからまっすぐに芽が伸びていく）

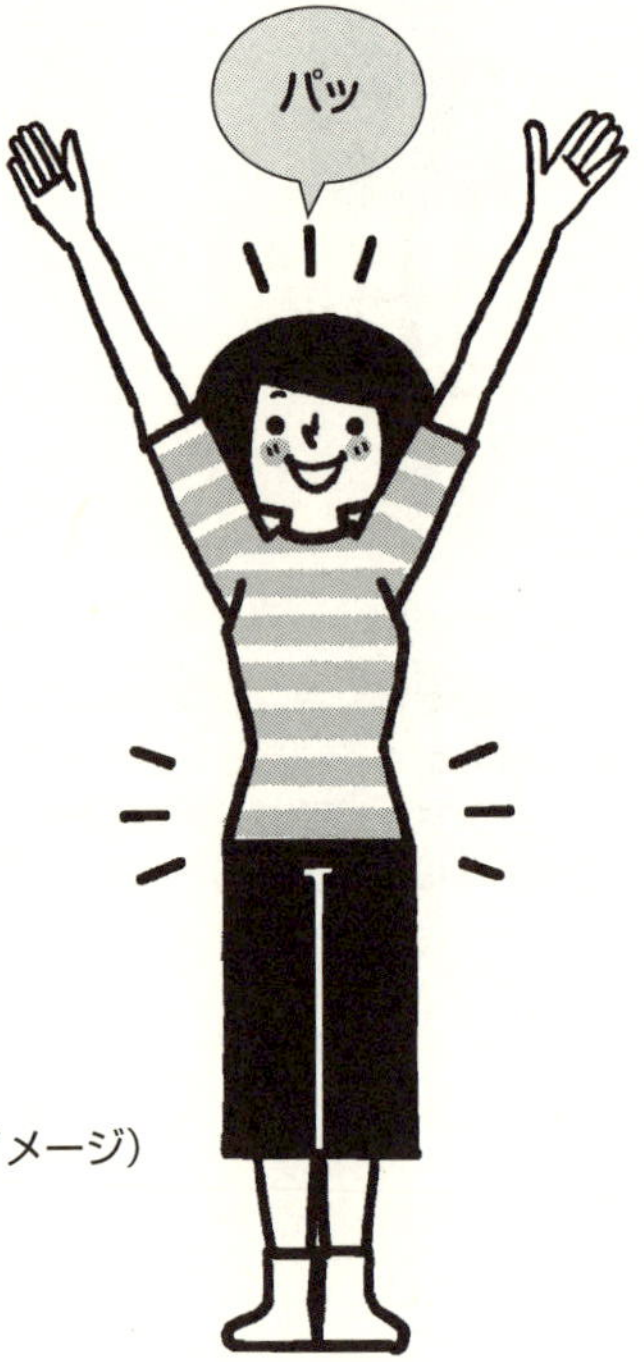

④腕を45度くらいにパッと開く。
このとき、お尻をキュッと締める。
（双葉が開き大地に根っこを張るイメージ）
①〜④を３回ほど繰り返す。

ステップ② 肩甲骨をほぐす…豆の木エクササイズ

いい姿勢で歩くためのポイントは肩甲骨にあります。

私たちは日常生活を送るなかで、身体の後ろ側を意識することはほとんどありません。もちろん身体の後ろ側を動かすこともまずないといっていいでしょう。

本を読むとき、パソコン作業をするとき、料理をつくるとき、掃除機をかけるときなど、日常生活のなかでは前傾姿勢になっていることがほとんどです。だからこそ、普段は意識していない身体の後ろ、とくに肩甲骨を意識するだけで、身体は驚くほど変わります。

肩甲骨を動かすと、肩甲骨のまわりにある褐色《かっしょく》脂肪細胞が刺激されます。褐色脂肪細胞とは、脂肪を燃焼してエネルギーをつくるという素晴らしい細胞です。

私たちの身体には、白色脂肪細胞と褐色脂肪細胞の2種類の脂肪細胞があります。白色脂肪細胞は下腹部、太もも、お尻、背中などに分布していて、余分な脂肪を中性脂肪として貯め込む働きがあります。褐色脂肪細胞は白色脂肪細胞からエネルギーを受け取ると、それを燃焼して体温を上げて身体を温める働きがあるのです。つまり、褐色脂肪細胞が多く活発に働くほど、脂肪をどんどん消費してくれるのです。褐色脂肪細胞を刺激すれば代謝もよくなり、肥満を予防する効果があるというわけです。

肩甲骨とその周辺には、褐色脂肪細胞があります。肩甲骨を動かせば、肥満予防効果もあるうえに、体温も上がり、免疫力も上がります。まさに肩甲骨は「健康のコツ」なのです。

「豆の木エクササイズ」（134ページ〜）は、この肩甲骨まわりを刺激し、伸ばし、ひねる動きです。「ひねる」動きは、すでにお話ししたように、インナーマッスルを鍛えます。「豆の木エクササイズ」は肩甲骨まわりを気持ちよくほぐすことができるので、肩こりに悩まされている方にもおすすめのエクササイズです。

肩こりは、外からもむだけでは一時的に血行はよくなるかもしれませんが、長続きしません。外側の筋肉を刺激しているだけに過ぎないからです。

一方、「豆の木エクササイズ」は、インナーマッスルを刺激しますから、肩こりが楽になり、しかも効果は長続きします。

ここでもイメージ力が大切で、『ジャックと豆の木』の豆の木になったつもりで、つるがどんどん伸びていくように腕をひねりながら遠くに伸ばします。

例えばトレーニングマシンで、二の腕にある上腕二頭筋を鍛えれば、硬くて太い立派な筋肉はでき上がるかもしれませんが、鍛えているのはあくまでも外側の筋肉。腕の可動域が広がることはありません。ところがインナーマッスルを鍛えると、内側の筋肉は、しなやかにやわらかく伸びるので、可動域が広がります。

とくに肩甲骨まわりは、インナーマッスルが集中している部分です。「豆の木エクササイズ」をおこなった前と後とでは、肩関節のやわらかさが変わり、前よりもひねることができたり、腕を後ろで組んで高く上げることができたりします。一度おこなっただけでも変わるので、ぜひ試してみてください。

ひどい肩こりと頭痛があり毎週整体に通っていた70代の女性は、私の教室に通いこのエクササイズをおこなったところ、肩こりがすっかりよくなってしまいました。「おかげで整体代が浮いたので孫を焼き肉に連れて行きました」と笑顔でおっしゃっていました。

豆の木エクササイズをおこなう際は、イメージ力も大切ですが、「肩甲骨を意識する」ことも同じくらい重要です。「今、あなた（肩甲骨）を意識して動かしていますよ」と思うことで、いつも身体の後ろ側にいて、脚光を浴びなかった肩甲骨も、そのまわりの筋肉も、「ありがとうございます。やっと私の存在に気づいてくれましたか」と応えてくれるはずです。何せ、筋肉は素直で正直なのですから。

豆の木エクササイズ

豆のつるをイメージして肩甲骨をやわらかくする

上に伸びる

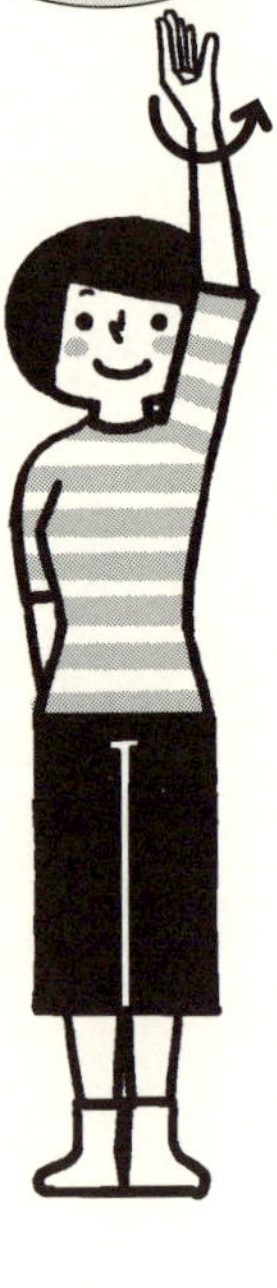

①脚をそろえてまっすぐ立ち、肩甲骨までが腕だと意識して伸ばしていく。
手のひらを、親指を中心にして外側にひねりながら上に伸ばしていく。
(『ジャックと豆の木』に出てくるエネルギーいっぱいの豆の木になった気持ちで)

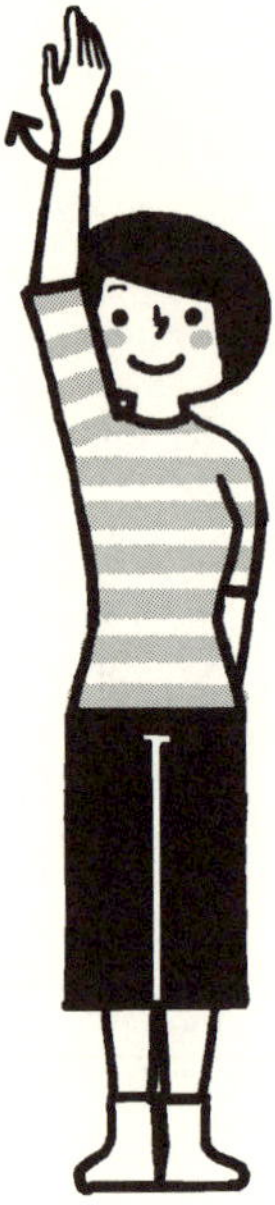

②上げていた腕をおろし、反対側の腕も①と同様におこなう。
(豆のつるがぐんぐん伸びていくように指先をなるべく上に伸ばす)
このとき、動かさないほうの腕は肩甲骨に寄せるように少し引く。

前に伸びる

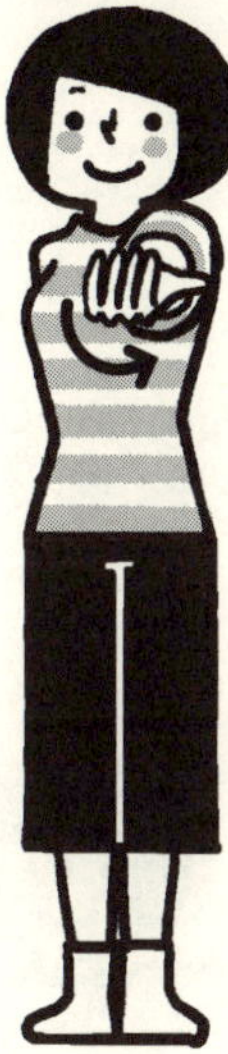

③手のひらを上に向け、親指を中心にして
外側にひねりながら前に伸ばしていく。

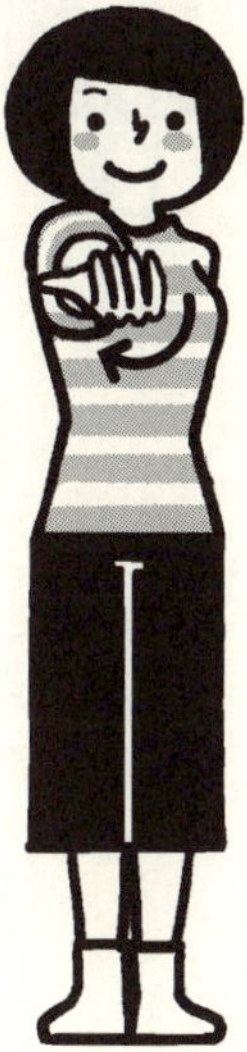

④上げていた腕をおろし、反対側の腕も③
と同様におこなう。

横に伸びる

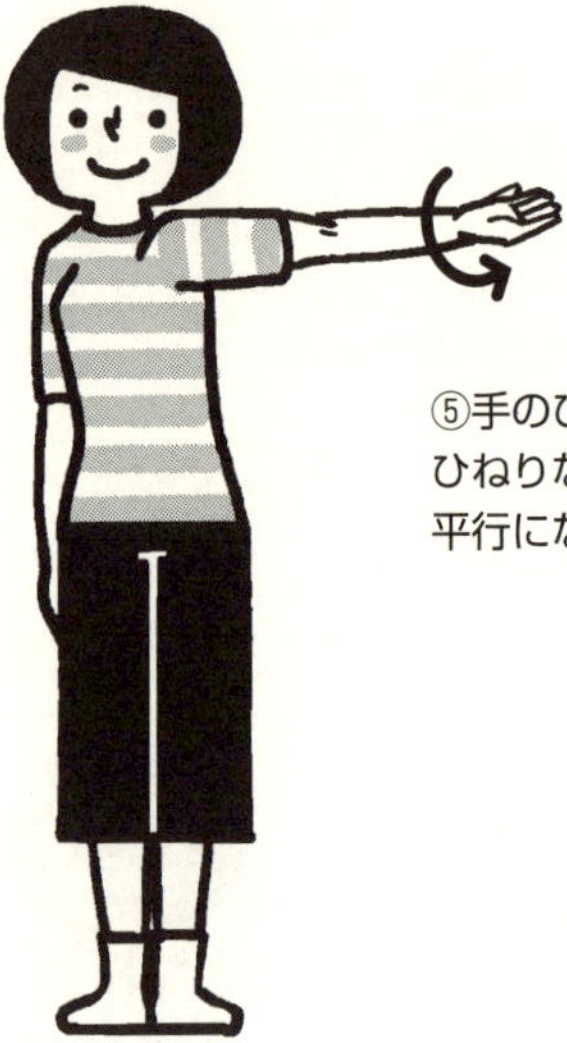

⑤手のひらを上に向け、親指を中心にしてひねりながら横に伸ばしていく。腕は床と平行になるようにする。

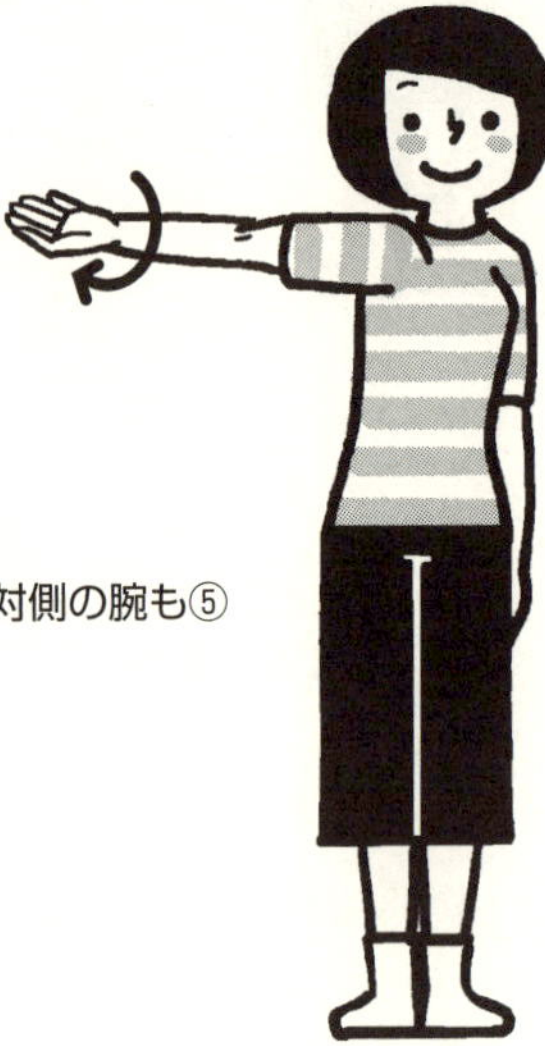

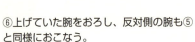

⑥上げていた腕をおろし、反対側の腕も⑤と同様におこなう。

下に伸びる

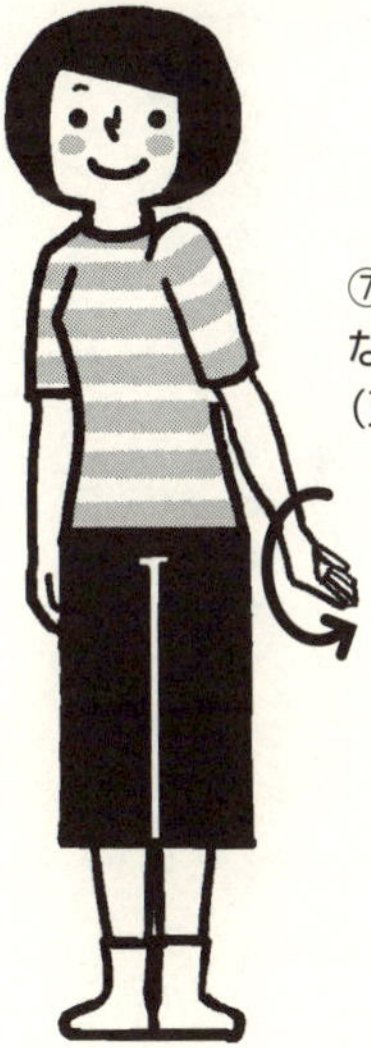

⑦手のひらを、親指を中心にして外側にひねりながら下に伸ばしていく。
(豆の木が根っこをしっかり張るイメージで)

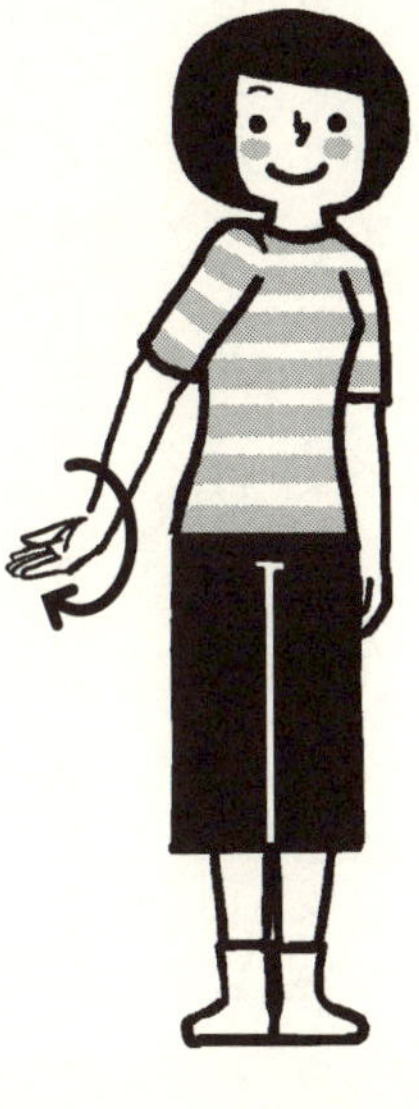

⑧上げていた腕をおろし、反対側の腕も⑦と同様におこなう。

ステップ③ 転ばない筋肉を育てる…麦ふみエクササイズ

肩甲骨がやわらかくなったら、次は転ばない脚をつくりましょう。

麦ふみをするような動きをイメージしておこなうのが「麦ふみエクササイズ」(140ページ～)です。足首の関節をやわらかくし、ふくらはぎなどを刺激することで、正しく歩くための筋肉をつくります。脚のむくみの解消にもなります。

繰り返しになりますが、年を重ねたうえでの転倒の原因は、骨密度が低くなるからではありません。筋肉が衰え、退化し、足が上がらなくなってしまうからです。そのため、ちょっとした段差につまずいたり、足がもつれて転倒してしまったりするのです。

転倒を防ぐためには、ふくらはぎの筋肉を鍛える必要があります。

例えばかかとを上げ、つま先立ちになると、ふくらはぎはギュッと縮むことが実感できるはずです。次に、つま先を上げてかかと立ちすると、反対にふくらはぎが伸びていることがわかるでしょう。

「麦ふみエクササイズ」はこの動きを繰り返してふくらはぎに刺激を与え、鍛えていきます。縮める、伸ばすの刺激で質のいい筋肉をつくることができます。これが先述したポンプの働き、ミルキングアクションです。

また、身体に適度な振動が伝わり、筋肉を鍛えると同時に、骨も刺激することになり、骨密度のアップも期待できます。

麦ふみの動きで足首の関節も動かしているので、関節が柔軟になり、転びにくくなります。足首も日常生活では意識しないと動かさない部位です。足首の関節は動かさなければそれだけ固まっていき、足がもつれて転倒につながります。

やわらかい足首は歩くための基本となります。足首が動くからこそ、かかとで着地し、つま先で蹴り出すという、スムーズな足の運び方ができるのです。

イラストでは立った状態で「麦ふみエクササイズ」を紹介していますが、もちろん座った状態でおこなうことも可能です。立ったほうが体重の負荷がかかるので、より筋肉は鍛えられますが、腰や股関節、ひざに痛みを抱えている方は、座っておこなうことからはじめてみましょう。座っておこなう場合は、体重の負荷がかからない分、できるだけかかとを上げる、つま先を上げることを意識しましょう。

ここでも動かしている「ふくらはぎを意識する」ことがポイントです。「麦ふみエクササイズ」を続けると、歩いているときでも、ふくらはぎをよく使うことがわかるはずです。

麦ふみエクササイズ

麦ふみするように足ぶみすることで、ふくらはぎを刺激して筋肉を鍛える

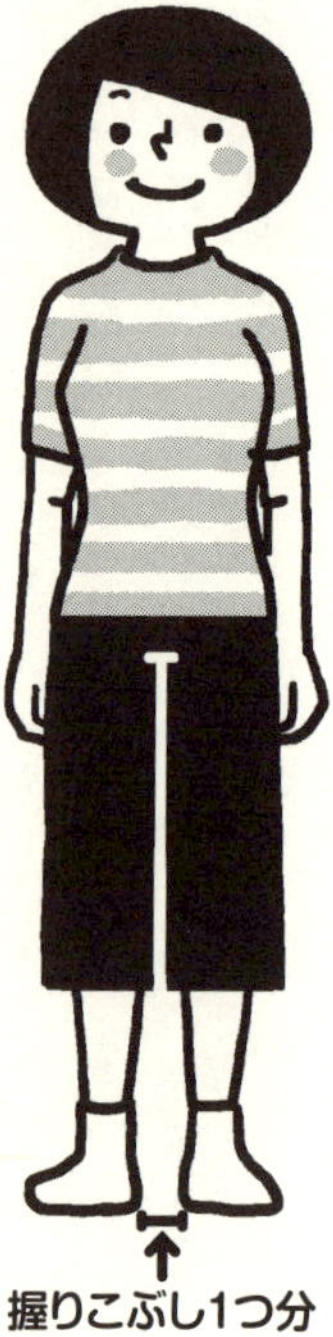

①足を握りこぶし１つ分開いてまっすぐ立つ。

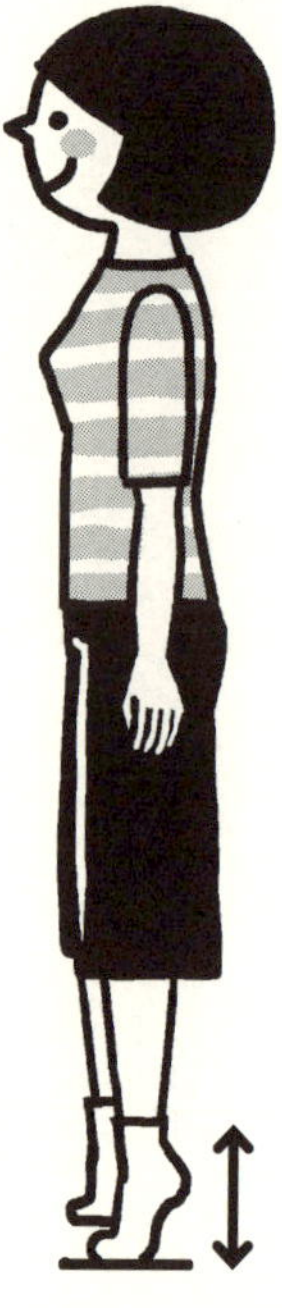

②両足のかかとを上げ下げする。
ふくらはぎを意識しながら30回ほど繰り返す。

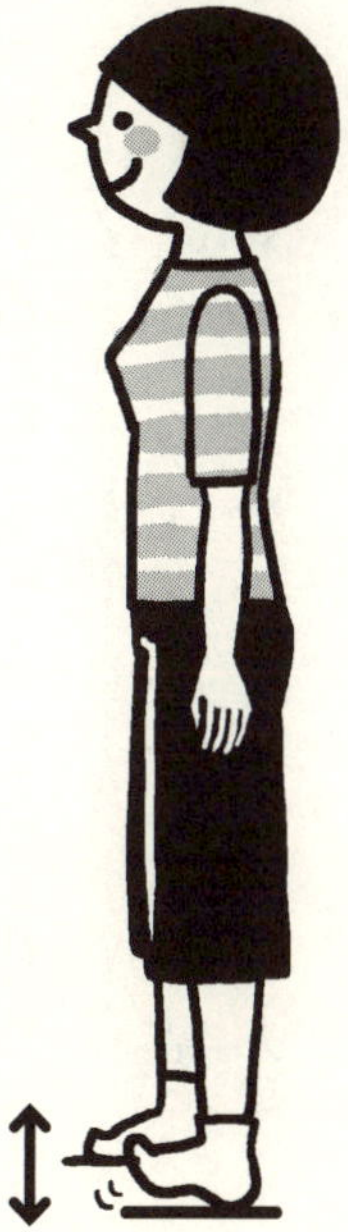

③片足ずつつま先を上げ下げする。

④お尻が出ないように意識しながら左右交互に30回ほど繰り返す。
ふらついてしまうときはイスなどにつかまっておこなう。

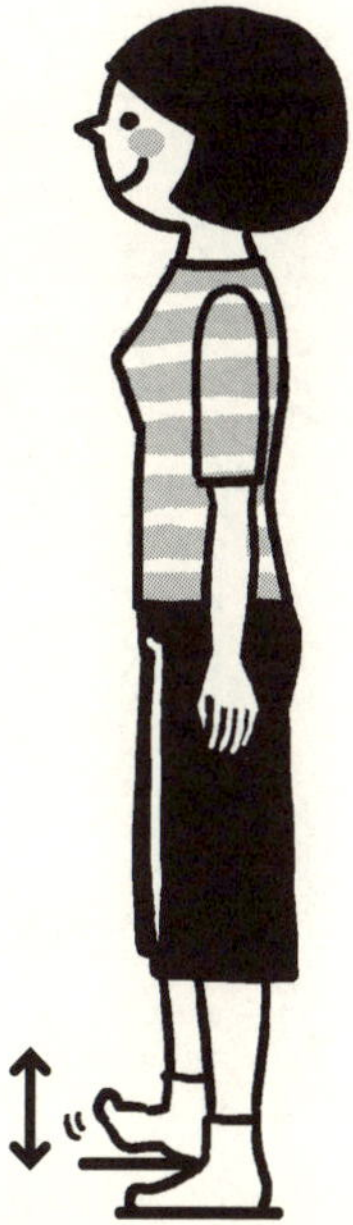

ステップ④ 正しい姿勢で歩く…免疫力が上がるウォーキング

最後に、正しい歩き方を紹介しましょう。

ステップ1からステップ3までで、姿勢と手、足といった歩くための土台ができているはずですから、あとはコツをつかめば正しい歩き方をすることができます。

正しい歩き方のポイントは、手を前に出さずに「後ろに引くこと」。このようにお話しすると、ほとんど全員の方が戸惑います。

私たちは小さいときから、正しい歩き方として、手足をきちんと「前に出す」ことを教わってきましたから、そのクセが身体のなかにしみついています。でもこれは、身体を前かがみにし、猫背にしてしまう歩き方なのです。

街で歩いている人を観察すると、ほとんどの方の身体が前に傾き、身体を丸めるように歩いています。そうではなくて、足を踏み出すときに、踏み出した足と同じ側の手を「引く」のです。歩きながら「引く、引く」と意識して練習してみてください。

練習方法としては、バッグを片手に持つか肩にかけて歩いてみるといいでしょう。左の手でバッグを持っているとしたら、バッグを持っていないほうの右の手足だけで練習してみるのです。「右脚を前に出す」「右手を引く」を同時におこない、しばらく歩いてみましょう。

いきなり両手両足で歩こうとすると混乱してしまいますが、バッグで片側をブロックすることによって、片側ずつ練習することができます。繰り返しおこなえば、身体が覚えていきますから、自然とできるようになってくるでしょう。

このとき「豆の木エクササイズ」で肩甲骨がほぐれていると、手をスムーズに後ろに引きやすくなります。肩甲骨が硬いと、手を後ろに引けないのです。

慣れないうちは意識しすぎてしまい、右手と右足を同時に前に出してしまうかもしれませんが、あくまでも「手は引く」ことを忘れないでください。

手を後ろに引くというと、腕だけをただ後ろにずらす人がいるのですが、動かすのを意識するのは「肩甲骨」です。手を後ろに引いたとき、肩甲骨が動いているかどうかを意識してみてください。

肩甲骨が動けば、先に説明した通り、肩甲骨まわりの褐色脂肪細胞を刺激することになり、太りにくい身体になります。歩くこと自体が代謝のいい身体につながりますが、これに肩甲骨の動きが加われば、二重の意味で代謝がよくなるというわけです。代謝がよくなれば、体温も上がり免疫力も上がるのは、言うまでもありません。

この歩き方は実際にやってみるとわかるのですが、手を後ろに引くことで猫背にならなくなるので、自然に姿勢もよくなります。

きれいな姿勢が保てれば、自然と足はかかとから着地し、つま先で蹴り出す歩き方ができてくるはずです。

朝のウォーキングで「薬いらず」の身体になる

正しい歩き方がわかったところで、さっそく歩いて内側の筋肉であるインナーマッスルを鍛えていきましょう。

ウォーキングでおもに使われる筋肉は下半身です。人間の体温の50％は筋肉から産生されます。すでにお話ししたように、下半身には身体のなかの70％もの筋肉が集中しています。そのため、ウォーキングは筋肉を鍛え、体温を上げ、免疫力を上げるには最も効率的な方法といえます。

歩くことを続けるうちに、血圧、血糖値、コレステロール値が下がっていくのは、すでに述べた通りです。病院でも降圧剤を処方する前に、医師が「歩きましょう」とひと言患者さんに伝えてくれていたら、薬を手放せる人はきっとたくさんいるはずなのに——と思

免疫力が上がるウォーキング

胸を張って正しい姿勢を保つコツ

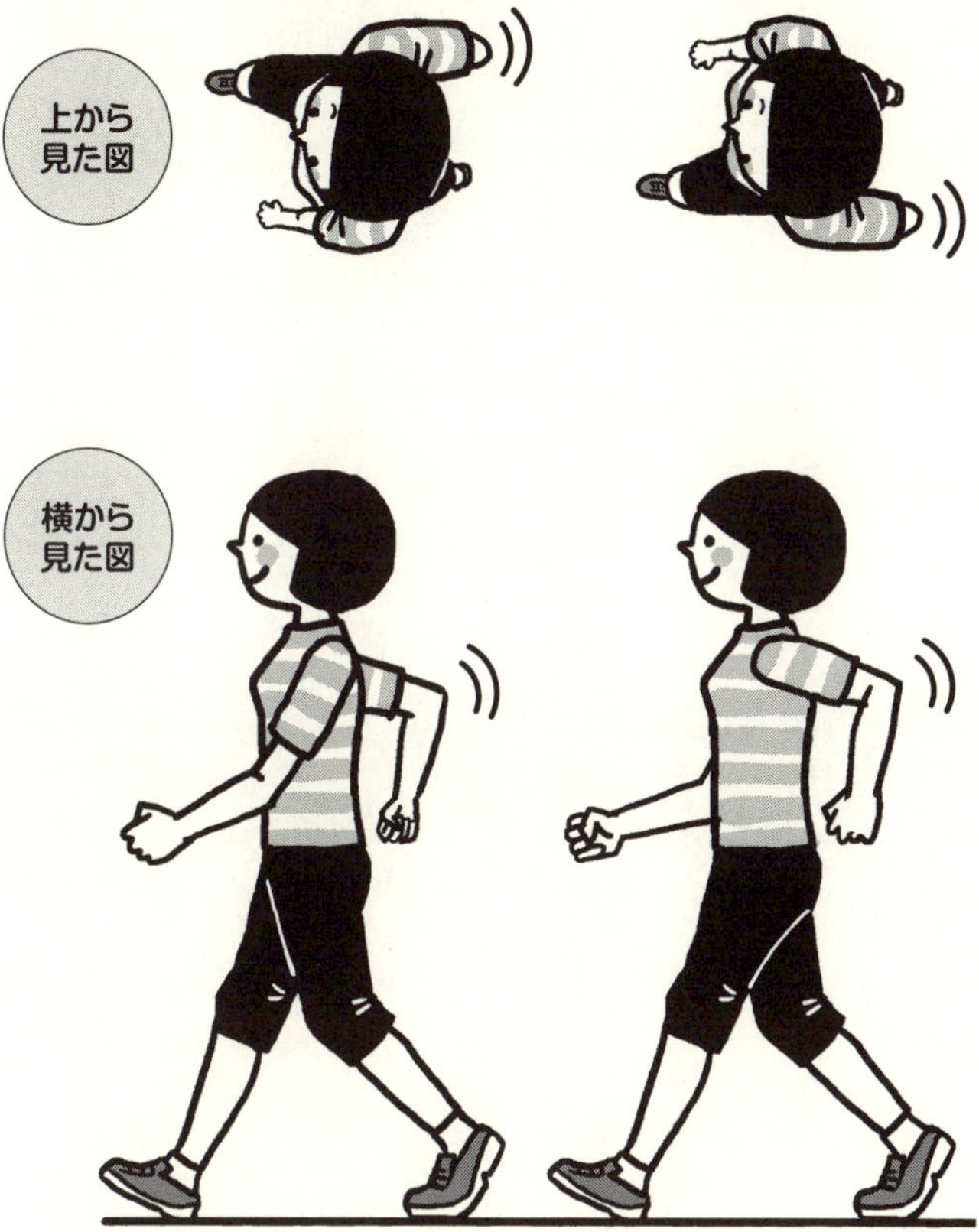

足を出したとき、同じ側の手を引くように意識する。
正しい姿勢で歩けるようになると、足はかかとから着地し、つま先で蹴り出す歩き方ができる。
（出した足と反対側の手を出すことを意識すると猫背になってしまうので注意）

わずにはいられません。

歩く時間や距離は、人それぞれです。最初は10分から20分歩いてみたり、普段降りる駅のひと駅手前で降りて歩くなどして様子を見ながら時間と距離を延ばしていくのがいいでしょう。

講演会で私の話を聞いて一念発起し、毎日歩くことを習慣にしてくださった方がいます。その方は最高血圧が160㎜Hgあり、降圧剤を飲んでいました。毎日駅から家までバスで通っていた道のりを、片道20分ずつ、つまり1日40分歩くようにしたそうです。すると、歩きはじめて3カ月ほどした頃には体重が7kg落ち、血圧も120㎜Hgに安定して、薬を手放すことができたといって、大変喜んでいました。

もちろん個人差はあります。その方はたまたま40分歩いて3カ月で血圧が安定しましたが、なかにはなかなか結果が出ないという方もいるでしょう。でも、決してあきらめないでほしいのです。

何度も言っているように、筋肉は鍛えれば必ず応えてくれます。筋肉が変われば、結果として免疫力が上がり、身体も変わります。それを信じて続けてほしいのです。薬のように、筋肉をつけることでの副作用もありません。むしろいいことばかりです。

目的や症状によって変化をつけることができるのもウォーキングのいいところ。毎日続けるためには、何よりも楽しむことが大切です。わざわざ歩数計をつけて、「1日1万歩！」などと決めて自分を縛ってしまうとストレスになってしまいます。

まずは筋肉を意識して毎日3000歩程度からスタートしてみましょう。バスの停留所を1つ手前で降りて歩くとか、いつもは自転車で行く買い物を歩きにするとか、少し先の定食屋さんまで歩いて食べに行くとか、日常生活のなかで歩く時間を少しだけ増やしてみるのです。毎日は無理という方でも、1週間に3回以上のウォーキングをすると効果的です。

なお、ウォーキングなどの運動をおこなう時間帯は、夜より朝のほうがおすすめです。

朝から日中にかけて身体を動かすことで、自律神経の交感神経を優位にすることができます。夕方から夜にかけては、リラックスするための副交感神経が優位になり、1日のメリハリがついて自律神経のバランスが整ってきます。

さらに、朝はセロトニンを活性化させる最もいい時間帯です。セロトニンは、第2章でも説明しましたが、「幸せホルモン」と呼ばれ、不安やイライラを取り除き、安堵感や幸福感をもたらすホルモンです。太陽の光を浴び、リズム運動をすることで活性化されるといわれています。ウォーキングはリズム運動ですから、朝日を浴びながらのウォーキングはセロトニンを活性化させるには最高なのです。このときも、ダラダラ歩くのではなく、気持ちよくリズムを刻んでいることを意識して歩くといいでしょう。

朝のウォーキングで脳から分泌されたセロトニンは、夕方以降、睡眠ホルモンであるメラトニンの材料となります。ですから、朝のウォーキングを続けると、夜には心地いい眠りにつくことができ、なかなか眠れない方にもおすすめです。

ただし、朝歩く時間がとれないという方は無理をしないでください。朝歩けないから歩くのをやめる、ではなくて、「歩けるときが歩くとき」です。「歩かなければ」ではなく、「歩きたいから」「楽しいから」歩く、と意識を変えていきましょう。

「貯筋」「貯骨」生活で薬を手放す

身体に不調があると薬に頼るということに慣れてしまっている私たちは、「結果がすぐ出る」ことにも慣れてしまっています。でもこれは、考えてみるととても怖いことなのです。

例えば血圧が高くなったときに降圧剤を飲めば、2日後あたりには血圧が安定します。たしかに血圧を下げるという意味では、薬はすばやく効果を発揮したことになります。しかしそれだけの速さで血圧を下げてしまうのは、とても不自然なことだと思いませんか。その効果の裏では、血圧以外のところにも何かしらの影響を与えているのです。

薬を信じている人の特徴に、「1日1錠を朝晩2回」など、量と回数を意識しすぎるというものがあります。

このような人は、例えば歩くことに対しても、同じように量や回数を意識してしまいがちです。また、「1日2回、1回30分歩けば血圧が下がる」というように、すぐに結果を求めてしまいます。

コツコツ歩いて「貯筋」「貯骨」をすることに、悪いことは一切ありません。

最初のうちは、歩けばふくらはぎやお尻、太ももが痛くなるかもしれません。でもそれは、筋肉が鍛えられている証拠。「貯筋」ができているのです。

また歩くことで骨にも振動が伝わります。刺激が与えられると骨密度が上がるため、「貯骨」にもなります。歩きながら転びにくい筋肉がつくられ、骨密度も上がる、しかもお金もかからない、最高の方法なのです。

薬のように2日後に効果は出ないかもしれませんが、続ければ1カ月後には確実に何かしらのいい効果が出るでしょう。しかも、身体には一切悪い影響を与えず、効果は持続するのです。

歩くことをはじめとした筋肉を鍛えるエクササイズで、薬ではなく「自分のなかの名医」に働いてもらいましょう。自分で自分の身体のメンテナンスができたら、薬も病院も必要なくなるはずです。

食生活編 病気にならない食べ方

サプリメント、健康食品も頼りすぎれば薬と同じ

「サプリメントは薬とは違うから、飲んでもいいですよね？」

このような質問をされることもよくあります。

健康意識が高いからこそサプリメントをとっているのだと思いますが、食事には気をつけている一方で、サプリメントを飲むというのも、違和感を覚えます。

たしかにサプリメントの場合、薬に比べれば激しい副作用はありません。しかし多くのサプリメントも人工的につくられた合成品であることに変わりはなく、頼りすぎれば薬と同じです。

サプリメントはあくまでも「健康補助食品」。偏りがちな栄養を補うために一時的に飲むならいいのですが、野菜が嫌いだからとサプリメントを飲んで不足を補うのは、薬に頼ることと変わりありません。

また、「ビタミンC」や「食物繊維」など、必要とする成分だけを取り出して凝縮して体内に入れても、それがどれだけいい影響をもたらしているかは疑問です。

例えば「ビタミンCがレモン○個分」といった表記の食品もありますが、ビタミンCが吸収されるためには鉄分などほかの栄養素も必要ですから、それをそのままとっても、私たちの身体のなかできちんと働いてくれるわけではないでしょう。やはり、食物そのものに含まれる生命力や自然の力にかなうものはないのです。

人間の身体は想像以上に緻密にできており、そうそう単純なものではありません。サプリメントのような錠剤や粉末で栄養をとろうとしても、身体はそれをどれだけ吸収できるでしょうか。おいしそうな食事を目で見て、「食べたい」という気持ちがわくことで、身体も食事を受け入れる準備をします。そこで必要な栄養も吸収してくれるのです。

人間も自然から生まれた生物です。やはり同じように生命力を持った食べ物から栄養を吸収するようにできているのだと思います。

どうしてもサプリメントを飲む必要があるなら、人工的につくられた合成品ではなく、天然由来のサプリメントを選びましょう。

それでも、サプリメントに依存しすぎるのは薬を信じきっていることと同じ。栄養は食事からとるのが基本です。サプリメントは栄養を「補助」するものであることを、もう一度強調しておきます。

「身体にいい食品」は人によって違う

私は万人に合う食べ物はないと考えています。

食事はとても大切ですが、「何を食べるといい」という考え方はある意味で危険です。なぜなら、人それぞれ育った風土が違うからです。

「『風土』は『フード』」という言葉がありますが、やはり生まれ育った土地のものが体に合うようにできているのです。身土不二《しんどふじ》という言葉も同じで、身（からだ）と土（環境）は別物ではありません。

人は本来、その土地でとれたものを食べて環境になじんでいきます。人間も自然の一部なのです。

例えば「今、アメリカで流行っている健康にいい食品だから」といってその食べ物を日本に持ってきて食べたとしても、ある意味ではナンセンスです。なぜならアメリカ人と日本人では、ＤＮＡが違うのですから。

ちなみに日本人は昔から穀類や野菜、海藻類など食物繊維の豊富な食材を食べてきたため、欧米人に比べて腸がとても長いといわれています。

寒い国に住んでいれば、身体を温める食材を食べます。肉を食べるのは本来、皮下脂肪を貯めて寒さをしのぐのにちょうどいいからなのです。牛の体温は39～42度ととても高いもの。牛の体のなかで溶けている脂肪が人間の体内に入ってくると、体温が低いので溶けず、皮下脂肪として蓄えることができるというわけです。

南の暑い国に住んでいれば、身体を冷やす食材を食べます。バナナやパイナップルなど南国の果物は本来、身体を冷やすもの。その国、その土地に合った食べ物というのは、昔からの生活の知恵でもあるわけです。

一方、日本人のなかには牛乳でおなかを壊す人が多くいます。これは牛乳に含まれる乳糖を分解する酵素が少ないか、その働きが弱いため。日本人の成人男女の4人に1人が乳糖を分解できない「乳糖不耐症」といわれています。そのためあらかじめ乳糖を分解してある乳飲料もあるようですが、それもナンセンスな話です。牛乳を飲んでおなかがゴロゴロするのは、「牛乳は合わないよ。飲まないで」という身体のサインです。

先ほど述べた寒い国の人では、牛乳でおなかを壊す人はまずいません。寒い所で暮らす人々は、肉からたんぱく質を得ますが、肉にはカルシウムが少ないため、生活の知恵として牛乳を大量にとるようになったのです。

同じように、欧米人は海苔を消化する酵素が少ないという研究も報告されています。お寿司の巻物でもおなかを壊してしまう欧米人もいるといいます。

日本の食生活が欧米化したといっても、せいぜいここ50～60年のこと。やはり先祖代々日本人が食べてきたものが身体に合うようになっているのです。

民族によって身体に合う、合わないがあるのは当然ですが、もっと言えば個人単位でも合う、合わないはあります。栄養学的に見て「栄養がある」ことと、「自分に合う」かどうかは必ずしも一致しないのです。日本人であってもお米が苦手だったり、お米を食べると胃がもたれるという人もいるのは事実です。それでも生まれ育った土地のものを食べるのは基本でしょう。そのなかから、自分に合ったものを探していってほしいと思います。

先祖代々食べてきたものは消化・吸収されやすい

繰り返しになりますが、人がその環境になじむためには、その土地柄に合った食べ物をとることが大切です。日本人にとっての理想の食事は、当然のことながら和食です。

日本人が先祖代々食べてきたものは、私たちの身体のなかで消化・吸収しやすいようにできています。これはいくら食生活が欧米化しようと、変わらない事実です。

日本人の食生活が欧米化したことで、大腸がんや乳がん、メタボリックシンドロームになる方が増えています。それは、農耕民族である日本人の体質に合っていないからだと考えられています。欧米人が海苔を消化する酵素を持っていないように、日本人も肉や乳製品を消化する酵素の量が少ないこともわかっています。


今、日本で唯一自給できているのはお米だけです。お米だけなら、100%国産でまかなえます。鎖国していた江戸時代は食料自給率は100%でした。お米中心の食事で、国産ですべてまかなえていたのです。

時代は流れ、そこに主食としてパンが入ってくれば、お肉が食べたい、乳製品が食べたいとなってくるでしょう。輸入したものでないとマッチしなくなってきたために、今の食生活の欧米化が進んだのです。

もちろんそれがすべて悪いとは言いませんが、もっと主食であるお米を中心に考えていけば、日本の食文化は揺るがないはずです。

日本の伝統食といえば、ご飯、みそ汁、ぬか漬けです。

みそ汁は日本が世界に誇れる発酵食品です。なぜなら、みそは大豆と米と麦と食塩などからつくられた発酵食品。ここに根菜類を入れ、わかめや昆布といった海藻類も入ってくれば、食品としては完璧です。今、「酵素ダイエット」など酵素や発酵食品が見直されていますが、何も目新しいものではありません。ぬか漬けにしろ納豆にしろ、昔から日本には発酵食品がたくさんあったのです。

ちなみに私の食生活で外せない3点セットは、お米とみそ汁とぬか漬けです。

ぬか漬けはハードルが高くてなかなかできないという方もいるでしょう。私は玄米を三分づきに精米して食べています。三分づきにするとぬかが出るので、それで即席のぬか漬けをつくるのです。ビニールの保存袋に塩と水と野菜を入れてつくるので、量が少なくても袋の外から手でもめば、半日程度で簡単にできます。

ぬかにはビタミンB1などが豊富に含まれているので、できればお米を食べるときは白米ではなく、玄米もしくは分づき米を食べるといいでしょう。

私は忙しく出張も多いので、正式のぬか床はできません。そのため、昔ながらの深い味わいはないかもしれませんが、保存袋のぬか漬けは、すぐにできてとても便利です。

年輩のひとり暮らしの方にお話を聞くと、朝はパン食ですませているという方がとても多いことに驚きます。昔ながらの日本食をずっと食べてこられた年代の方でさえそうなのです。その背景には、パン食のほうが手軽、安いなどといったこともあるのでしょう。

繰り返しお話ししているように、日本人の体質にお米は最適なのです。小麦粉は、もともと寒冷で乾燥した気候の土地でできたものなので、日本人が食べると身体が冷えてしまいます。

もちろん私もおいしいパンは好きですし、食べたい気持ちもわかります。でも砂糖やバターを混ぜてつくったパンにマーガリンをたっぷり塗って食べていると、代謝機能を低下させる可能性もあります。

また近年では、小麦に含まれる「グルテン」というたんぱく質が、疲れや頭痛、肩こり、便秘や下痢、アレルギーといったさまざまな症状を引き起こすことがわかってきました。グルテンはパンだけでなく、うどんやそうめん、パスタやピザなどにも含まれているので、とりすぎには注意が必要です。

それに比べてご飯は、ほどよく水分を含み、粘り気があり、湿度の高い日本の気候に合っています。ご飯は身体を温める作用もあるため、代謝機能を高めたり、免疫力をアップさせる効果も期待できます。小麦粉に比べ、日本人の身体に消化・吸収されやすいのは明らかです。

スーパーなどでは6枚切りの食パンが100円を切るほど安く売られていますが、これもあとで述べる食品添加物などが心配です。スーパーで食パンを買っていたのを、街のパン屋さんで買うようにするだけでも大きな一歩です。

ですがもう一歩進んで、朝のパン食をご飯に替えてみるのもいいでしょう。

もう一度、ご飯、みそ汁、ぬか漬けという和食のよさを見直してみてください。

「その食べ物は自然か、不自然か」を基準に選ぶ

私は食べ物を食べるとき、それを見て自然に「食べたいな」という気持ちが持てるかどうかで判断するようにしています。

そのためにもその食べ物が「自然か、不自然か」を見極める目を持っておくことは大切です。それが「身体にいい食べ物、悪い食べ物」の判断基準につながる一番いい方法だと考えているのです。

具体的な食品を例にあげて説明しましょう。

・牛乳…ほかの動物の母乳を飲んでいるのは不自然

日本人の牛乳信仰も根強いものがあります。牛乳は健康にいいと長い間いわれ続けてきていますし、学校給食や病院食でも必ず牛乳はついてくるので、無理もないでしょう。

でも、ちょっと考えてみてください。牛乳は人間にとってとても不自然な飲み物なのです。人間の赤ちゃんは母乳を飲みます。そして牛の赤ちゃんも母乳を飲みます。牛の赤ちゃんにとっての母乳とはつまり、牛乳のことです。

牛乳は本来、牛の赤ちゃんが飲むものです。地球上に存在する生物で、ほかの動物の母乳を飲んでいるのは、人間だけです。

基本的に母乳は、歯が生える前のまだ立つこともできない赤ちゃんが飲むものです。人間だって、1～2歳で多くの赤ちゃんは母乳を飲むのをやめ、歯で噛める食事に移行します。それなのに、人間だけが、大人になっても牛のおっぱいを飲んでいるのです。

カルシウムをとるために牛乳を飲んでいるという方もいるでしょう。ところが、フィンランドやカナダでは、多くの人たちが牛乳を飲んでいるにもかかわらず、骨粗鬆症の患者さんが多いという報告もあります。もちろん日照時間が短いということもあるかもしれませんが、少なくとも牛乳が骨粗鬆症の予防になっているかどうかは疑問です。前にも述べた通り、欧米人は乳糖を分解する酵素を持っていますが、私たち日本人は持っていない方が多いのです。

しかも、カルシウムを含む食品なら、小松菜や昆布、わかめ、煮干しのほうがずっと多く含まれています。寒冷地の人たちは、このようなカルシウムが十分にとれないために、牛乳をたくさん飲んでいるのです。しかも、カルシウムを吸収するには、マグネシウムやリンのバランスも大切です。牛乳は残念ながら私たち人間がカルシウムを吸収しやすいバランスにはなっていません。ならば、欧米人と同じことを日本人がおこなう必要はないのではないでしょうか。

もちろん、おいしいから、食べたいから乳製品をとるのはいいと思います。私も牛乳こそ家には置いていませんが、生クリームやチーズは好きですし、たまのお楽しみにケーキもおいしくいただきます。でもそれは、カルシウムで身体を強くしたいとか、骨を丈夫にしようという目的で食べているわけではありません。食べたいな、と思ったときに嗜好品として楽しんでいるのです。

なお、パンなどの小麦製品に含まれているグルテンと並び、乳製品の含まれているたんぱく質「カゼイン」も、グルテン同様の不調を引き起こすことがわかっています。「たまにとる」くらいならばいいのですが、毎日とるのは避けましょう。

・加工食品…「常温でも腐らないもの」はなるべく避ける

今私たちが日常生活で口にしている食品のなかには、常温でも腐らないものがたくさんあります。本来食品は、放っておいたら腐るものです。腐らないということは、何らかの加工がされているということです。そして食品は加工すればするほど添加物が加えられ、どんどん不自然なものになっていきます。

私たちは食べ物を介して、1日に200～300種類もの添加物を身体のなかに入れているという報告もあります。これは身体が未熟な子どもでも同じです。考えれば考えるほど、怖いことだと思いませんか。

食品添加物は、食べ物を加工したり保存したりするときに使われる化学物質のことです。具体的に用途に分けていうと、甘味料、保存料、着色料、調味料、増粘・安定剤、酸化防止剤、発色剤、漂白剤、防カビ剤などがあります。食品パッケージの裏を見ると、サッカリンNa、亜硝酸Naなど、一般の消費者にはわかりにくい表示になっています。

例えばスナック菓子などには必ず、アミノ酸調味料などのうまみ成分が入っています。メーカーは何とか食べてもらいたいので、「やめられない止まらない」などのキャッチコピーで、やめられないほどおいしいものというイメージづけをします。

コーヒーに入れるクリームや惣菜入りのパッケージされたパンなど、本来なら日持ちしないはずのものが腐らないまま常温で保存できる、油で揚げたポテトチップスが半年後にも食べられるということも、どう考えても不自然です。

「脂肪分ゼロ」「カロリーオフ」「糖類ゼロ」といった食品も同じです。先述した牛乳の話でいえば、無脂肪の牛乳や、カルシウム強化の牛乳などは、その時点で牛乳ではなく加工品です。そうまでして牛乳をとる必要があるのか、カルシウム強化の食品をとったからといって、本当にカルシウムがそのまま吸収されるのかは非常に疑問が残ります。

また、カルシウムが吸収されるには、マグネシウムなどほかのミネラルとのバランスも必要になりますから、カルシウムだけとることにどこまで意味があるのかとも思います。

カロリーオフや糖類ゼロ食品を選ぶ方は、もしかしたら健康意識が高い方なのかもしれません。ですが、カロリーを減らすためには何らかの不自然な加工がされており、糖類をゼロにする代わりに何らかの人工甘味料が加えられているとしたら、本末転倒です。

ちなみにゼロカロリーのものを食べても、やせることはありません。なぜなら、人工甘味料＝添加物が含まれているので、異物を解毒するために酵素がたくさん使われ、代謝が悪くなるからです。

また今、手軽で価格が安い食品も増えています。でも安い食べ物には、安く抑えられるだけの理由があるのです。100円でビーフ100％のハンバーガーが食べられるとしたら、それは大きい牛に育てるために、ホルモン剤や抗生物質を与えて早く成長させているのかもしれません。早く成長させれば、それだけエサ代がかからないからです。

もちろん、だから高価な食品を選びなさい、安いものを買うのはやめなさいということではありませんが、安いものにはカラクリがあるのだということは知っておいたほうがいいでしょう。

食品添加物など自然には存在しないものが私たちの身体のなかに入ると、体内ではそれを薬と同じように異物ととらえ、解毒するために大量の酵素を使わなければならなくなります。ここまで本書を読まれた方なら、大量の酵素が使われると、免疫力が下がるのはもうおわかりですよね。

それでも食品添加物を摂取し続けると、解毒しきれなくなり、身体に蓄積されていきます。すると身体はどんどんサビて老化が進んでいくのです。

アメリカのお菓子などはカラフルで着色料が多い一方、日本の食べ物は着色料などの食品添加物が少ない、といったイメージを持っている方も多いのではないでしょうか。

ところが日本人の体格などを加味して食品添加物をとっている割合は、アメリカ人の2倍といわれています。ちなみにドイツ人と比較すると7倍という報告もあります。これは食品からだけでなく、薬好きということも大きく影響しているでしょう。薬も立派な添加物なのですから。

もちろん、治療を目的として服用するわけですが、薬はあくまでも化学合成品であり、自然界のものではないということを忘れないでくださいね。

現代の食生活で食品添加物を一切とらないようにするのは不可能です。ただ、できるだけ食品添加物の入っていないもの、入っていても量が少ないものを選ぶようにする心がけが必要でしょう。

・精製食品…精製されたものは栄養素が失われている

白米、白いパン、白砂糖、小麦など「白いもの」は精製された食品です。もちろんパンよりはお米を食べてほしいですし、人工甘味料よりは砂糖のほうがいいのですが、なるべくなら白いものは選ばず、玄米やきび砂糖を選ぶほうがいいでしょう。

食品を精製して白くすること自体、不自然です。精製食品は、その過程でビタミンやミネラルなど大切な栄養素がほとんど失われている状態なのです。

それだけではありません。精製食品を食べると血糖値が上がりやすくなります。血糖値が上がれば、膵臓《すいぞう》からインスリンが大量に分泌されます。インスリンは肝臓や筋肉に働きかけて糖を貯蔵させ、血糖値を下げますが、貯蔵しきれずに余った糖は、中性脂肪として脂肪細胞に取り込まれます。結果として太りやすくなるのです。

血糖値が急上昇しないように、インスリンが大量に分泌されないようにするには、野菜などの食物繊維が豊富な食品から食べるなど食事の順番を意識することです。しかしそのためには、野菜を献立に取り入れる必要があります。

朝食が食パン1枚だけ（おまけにマーガリンを塗っている方もいます）、昼食が丼ものだけ、うどんだけ、などといったように、精製食品だけですませてしまう方も多いでしょう。

そうなるとビタミンやミネラル、食物繊維が圧倒的に不足するだけでなく、代謝の悪い、太りやすい身体になるので注意が必要です。野菜から食べるように意識すると、自然に食事の内容も整ってくるでしょう。

食品の自然、不自然について述べてきましたが、私は「これは食べてよし」「これは食べるな」などというつもりはありません。それは私が決めることではなくて、食べる方が自分で「感じる」ことだと思うのです。食べるものに神経質になりすぎると、それもストレスになってしまい、免疫力を下げてしまいます。

食べ物に気をつかいすぎた結果、おいしく食べられなければ、食事の意味がなくなってしまいます。

「このパンはどこの小麦を使っていますか」「添加物はどれくらい入っていますか」などといちいち気にするくらいなら、食べなければいいだけのこと。健康のためには、基本的に野菜中心の和食がいいと思いますが、おつき合いもあれば、たまには体によくないのはわかっていても食べたいというときもあるのは当然です。

普段の食生活に気をつけてさえいれば、たまに不摂生をしても大きな影響はありません。健康的な食生活を送るためには、厳格にしすぎないことも必要です。何より続けること、習慣づけることが一番大切なのです。ただし不摂生な食生活が続いたら、しばらくは食生活に気をつけるなど、バランスを意識するようにしましょう。

「本来の姿形」をしているものを食べる

スーパーの切り身の魚はわかっても、尾頭がついている魚全体の姿を見せると、何の魚かわからない子どもが多いといいます。

例えばかまぼこを食べるときに「これからお魚の命をいただくんだよ。感謝して食べようね」と言われても、感謝の気持ちはなかなかわいてこないでしょう。尾頭つきの魚を食べ、おなかの身をほぐして味わうときに、命をいただくという感謝の気持ちも抱くのではないでしょうか。かまぼこを板からはがすときに「痛そう」とはなかなか思えないものです。

これは、子どもに対しての食育という意味だけではありません。やはり私たちは、食物そのものの姿形のあるものを選ぶのが基本だと思うのです。かまぼこよりは魚、ハムやウインナーよりはお肉を選ぶ。加工されればされるほど添加されるものも増えていきます。

そして、食べるなら、できればその食品全体を食べるように心がけるべきだと思います。ですから、魚なら大きな魚より小さな魚。マグロの切り身よりはメザシやシラスなど、食卓にのるものがいいですね。逆に言えば、丸ごと食べられない大きな魚やお肉はたくさん食べないほうがいいでしょう。

1つのものを丸ごと食べる考え方を、「一物《いちぶつ》全体」といいます。

1つのまとまりのあるものは、それだけでバランスが取れているのです。1つのまとまったものは、何か特別な働きがあるものです。食物全体をいただくということは、糖質、脂質、たんぱく質、ビタミン、ミネラルといった私たちが知っている五大栄養素では語りきれない、栄養学などではわからない、そのものの「生命力」が働いているのです。

皮つき、根っこつきといっても、もちろん可能な範囲でいいのです。お米なら玄米、野菜なら葉っぱから根っこまで、魚なら頭から尻尾まで食べることを意識しましょう。

「何を」ではなく「どんな気持ちで」食べるかも重要

食べ物をいただくときに、「感謝の気持ちを大切にする」ということを私はとても大事にしています。

私は「国際感食協会」の理事長を務めています。「感食」という言葉のなかには、「つくってくださった方への感謝の気持ち」「私たちの食べ物となるために落とした命への感謝の気持ち」「五感を思いっきり使って感動して食べる」などの思いを込めています。

嫌な人と緊張した雰囲気で食事をしたら、おいしく感じられなかったという経験をしたことがあるのではないでしょうか。逆に気が置けない人とリラックスして食べる食事は、とてもおいしいはずです。同じ食事をしても、いつ、誰と、どこで、どんな気持ちで食べるかによって、「五感」をいかに使うかで、身体のなかの消化・吸収・代謝までまるで違うものになっていきます。

私は感食を心掛けて、脳が喜ぶ食事をすることが、代謝を高め、免疫力のアップにつながると考えています。


前に、私は幼い頃から病気がちの4歳年上の姉と、2人姉妹として育ってきたと述べました。

入退院を繰り返している姉でしたが、私が小学校6年生の頃、久しぶりに姉が自宅で過ごしていたときのことです。姉が私にラーメンをつくってくれたのです。インスタントラーメンでしたが、病気がちな姉が、私に料理をつくってくれるなど、はじめてのことでした。

でき上がったラーメンを見て、私は驚きました。一面オレンジ色だったのです。

そうです、そのラーメンは、私が大嫌いなニンジンで埋め尽くされていたのです。私は正直なところ、食べるのを断ろうかなと思いました。でも、せっかく姉がつくってくれたという気持ちがうれしくて、食べることにしたのです。そしてひと口食べたら、「こんなおいしいラーメン、食べたことがない！」というくらい、おいしかったのです。

そのとき私は子ども心にわかったのです。「『ありがとう』という気持ちで食べるとおいしく感じられるんだな」と。今でもそのときのことを思うと涙が出てきますが、大事なのは、「何を」食べるかではなく、「どんな気持ちで食べるか」なのだと思います。人の感情によって味も変わるのです。

その頃の私は食べ物の好き嫌いの多い子どもでしたが、その日以来、好き嫌いは一切なくなりました。この経験が今の「感食」の活動につながっています。

人間は、ただエネルギーを補給するためだけに食べるわけではありません。私たちは食べることに思いをのせることができます。これは、人間にしかできないことなのです。

「いただきます」「ごちそうさま」を世界共通語に

「いただきます」と「ごちそうさま」は、世界中で日本にしかない言葉だということをご存じですか。

小さい頃から当たり前のように言っている言葉ですから、意識している人は少ないかもしれませんが、食前、食後の両方で、食べ物になってくれた命やそれを生産してくれた方、調理してくれた方などに対して感謝の言葉を述べているのは日本だけなのです。とてもすてきな食文化だと思いませんか。

私はこの食文化を世界に広めたいと思っています。「国際感食協会」の「国際」という単語には、「いただきます」「ごちそうさま」を世界共通語にしたいという思いが込められているのです。

ケニア出身の女性環境保護活動家であり、ノーベル平和賞を受賞した故・ワンガリ・マータイさんが、かつて日本語の「ＭＯＴＴＡＩＮＡＩ（もったいない）」を世界共通語にしてくれたように、世界中の人が食前・食後に「ＩＴＡＤＡＫＩＭＡＳＵ」「ＧＯＣＨＩ

SOUSAMA」を言うようになってほしいと、本気で思っています。

世界中の人が「いただきます」「ごちそうさま」の精神で食に接することができたら、食料事情の改善にもつながるでしょう。命をいただくという気持ちで接したら、「もったいない」という気持ちも当然出てきますし、今、日本がしているように余った食材を大量に捨てるような食料のムダづかいも確実に減っていくと思うのです。

「私は食事を楽しんで食べています」という方もいるでしょう。でも、本当に「食べたい」という気持ちを持って純粋に食事を五感で楽しみながら食べることは、現代人には難しいことになってきてしまいました。

例えばコンビニエンスストアにお弁当を買いに行くとき、何を食べるか決めている方はどれだけいるでしょうか？　ほとんどの方が見てから決めていませんか。スーパーでもデパ地下でも、外食するときでもそうかもしれません。

お店では、私たちのニーズを満たすために、いろいろな食品が並べられています。親子丼もあれば焼き肉弁当もある、サンドイッチもあればおにぎりもあります。「さあ、どれにしますか？」という状態なのです。そして消費期限を過ぎ、選ばれなかった食料品の多くが廃棄される――このような「食品ロス」は、近年大きな問題となっています。

考えてみれば、誰が食べてくれるかわからないものが並んでいるというのはとてもリスクが高いものですし、不自然です。このような、食糧事情の悪い国ではあり得ないことが、日本では当たり前に起こっているのです。

「和食」がユネスコの無形文化遺産に登録されましたが、私は「いただきます」「ごちそうさま」も世界に誇る無形文化遺産にふさわしいと考えています。

先ほど、姉がつくってくれたニンジンだらけのラーメンの話をしましたが、それと同じように、「感謝」の気持ちで食に接すると、食事を受け入れる身体のほうも確実に変わってくるでしょう。食事をまるでエサのように身体に流し込むのと、リラックスしたいい状態で食べるのとでは、消化酵素の分泌さえも違ってきます。

「いただきます」という言葉を発すると、脳に「これから食べます」という情報が伝わり、しっかり消化しようと働いてくれます。消化・吸収がよくなれば、免疫力も上がってくるでしょう。

言葉1つで食事がありがたくなるということ。私たちが普段忘れてしまいがちなことですが、この言葉が世界中に広まったら、いろいろなことが変わってくるのではないかと、ワクワクしています。

ファスティング（断食）のすすめ

ここまで、「食べ物、食べ方」についてお話ししてきましたが、一方で「食べない」ことも大切です。それが「ファスティング」です。

ファスティングとは「断食」のことです。そう聞くと「食べないで健康になるわけがない！」「食べられないなんてツライ！　無理！」と思われるかもしれませんが、アメリカやロシアでは、断食療法としてガンの副作用を抑えたり、リウマチ患者への治療法として断食の研究が進められています。医療先進国ドイツでは「断食で治らない病気は医者も治せない」、フランスでは「断食はメスを使わない最良の手術」ということわざがあるそうです。

日常の暴飲暴食、不摂生から身体中の臓器を休ませる代わりに、それに使うはずだった莫大なエネルギーを病原菌と闘う免疫系や組織を再生させるためのプロセスに回すことができるのです。身体内部の組織を修復することができれば、がん細胞やウイルスなどと闘う力も養われるわけです。

私は定期的に2泊3日のファスティング合宿を開催していますが、ご参加された方はみなさん、「こんなに楽だとは思わなかった」「体調がすごく良くなった」「楽しいと思っているうちに3日が過ぎた」と言ってくださいます。私のおこなっているファスティングは修行のように水と塩だけというものではなく、酵素ジュースや補助食品などにより糖分やビタミン、ミネラルなどを補いながら進めていきます。ファスティングによって、普段は活発に働かざるを得ない胃腸や内臓を休ませ、その間に毒素や老廃物を除去して腸内環境を改善することができるのです。

ファスティングによってゆっくり休んだ腸は元気を取り戻し、そこで活動する免疫の働きも一層活発になります。また、ファスティング中は消化器官がほぼ休業状態になるため、いつもより感覚が研ぎ澄まされて睡眠も深くなります。これまでに体験をされた方のなかには、「人生で一番深く眠れた」という70代の方もいらっしゃいました。

もう1つ、ファスティングのすごい効果についてお話ししましょう。

2016年、東京工業大学大隅良典《おおすみよしのり》栄誉教授がノーベル医学生理学賞を受賞されました。「オートファジー」の仕組みを分子レベルで解明したことによる受賞です。オートファジーとは「オート（自分自身）」と「ファジー（食べる）」を組み合わせた造語で、人間に備わっている「自食作用」のことです。

身体の60兆個ともいわれる細胞は代謝等でたまる老廃物により機能しなくなり、病気や老化の原因になるといわれています。この老廃物を自分自身で分解し、新たに必要なものにつくり替える「リサイクル機構」がオートファジーシステムなのです。

そしてこの機能を活性化させるのが「飢餓状態をつくること」、つまり断食です。断食によってオートファジーのスイッチがONになるのです。

ということは、このオートファジーの働きを最も低下させてしまうのが〝食べすぎ〟ということです。

とはいえ、3日間のファスティング合宿に参加するのはなかなかハードルが高いかもしれませんが、日常のなかで「小食」を心がけることは、健康に過ごすうえでも、とても大切なことだと思います。ヨガにも「腹八分で医者いらず、腹六分で老いを忘れる、腹四分で仏に近づく」という教えがあります。

ファスティングはハードルが高いという方も、毎日の食事で取り入れられる「プチファスティング」を実践されてはいかがでしょう。やり方はとても簡単。次の日のはじめの食事まで、12時間以上あけるということです。

例えば、夜8時に食事をしたら明朝の食事は朝8時以降に、夜遅くまで宴会があり夜中の12時まで飲食したという日は、次の食事は翌日の正午以降ということになります。

12時間以上時間をあけることで、疲れている胃腸を休めることができます。これなら気軽に日常に取り入れられるのではないかと思います。

私は3日間の合宿を「人生を変えるファスティング」と銘打っていますが、オートファジーのスイッチをONにすることができるか、知らずに一生OFFのままでいるかで、これからの健康人生は大きく変わっていくと思っています。

第4章

薬に頼らない「心の習慣」

――身体の声を聞きながら生きる

「嗜好」と「思考」が病気をつくる

私は「嗜好と思考が病気をつくる」と思っています。

「嗜好＝食事、アルコール、タバコ」などの食習慣、悪い生活習慣が病気をつくることはおわかりいただけると思いますが、もう1つの「思考＝考え方」も、病気をつくる大きな原因になっています。

例えば、あなたががんだと診断されたとしましょう。あなたはこの事実をどのように受け止め、どのような思いを抱くでしょうか。

あくまでも私の考えですが、ご相談される患者さんを見ていて、「なんで私が」とがんであることを受け入れられない人はがんの治癒にはなかなか結びつかず、「がんになったおかげでこんなことに気づけた」と受け入れることができる人は治癒に向かうように思います。つまり、カギはその人の思考のクセにあるのです。

「なんで私が」となると、病気とは仲良くできません。できるだけ排除しようと考えますから、薬で殺す、手術で取り除く、放射線で焼き切るといったことになっていきます。気持ちにも余裕がありませんから、なぜ病気になったのかを考えることもないでしょう。

しかし、できてしまったがん細胞を殺したり取り除いたとしても、考え方が変わらなければ、同じことがまた起こってしまうのではないでしょうか。

前述しましたが、本庶佑先生がノーベル医学生理学賞を受賞されたがん治療の「オプジーボ」は、異物を攻撃する免疫の仕組みを利用して、免疫ががんを攻撃し続けられるような薬です。本庶先生は、受賞のスピーチでも「この治療法が広まり、地球上のすべての人が恩恵を受けられることを願っている」とお話しされていました。

先生の研究と受賞は素晴らしいことだと思います。そのうえで申し上げたいのは、この新しいがん治療薬を使用することと、がんを手術で取り除くことや放射線で焼き切ることは、本質的にはあまり変わらないのではないかということです。どういうことかというと、どの方法も、〝がんになってしまってからの対処法〟だからです。

もちろん今回の治療薬により、その対処法が今までのものより明るいものになったことは間違いありません。でも、「オプジーボ」でがんが消えても、それでこの先、一生がんにならないわけではありません。嗜好と思考が変わらなければ、またがんになってしまう可能性は高いでしょう。

大切なのはあくまでも「がん（病気）にならない身体」であるはずです。

病気になっても特効薬があるから大丈夫、薬に治してもらおう、という考え方ではなく、病気にならない身体をつくっていくという発想に変わることが大切なのです。

1日を「ありがとう」で終える

私が毎日お風呂のなかでおこなっている習慣があります。それは湯船に浸かりながら、今日あったあらゆることに「ありがとう」と感謝することです。

先にお話ししたように、私はずっと体調が悪くて薬漬けでした。でも姿勢と歩き方を変えることで、薬を手放すことができました。その経験がまず感謝でした。痛みを感じずに生活できることがありがたかったのです。

そこから「薬を使わない薬剤師」として講演をさせていただくようになりました。最初は3人くらいのママ友に食べ物の話をするところからはじまって、それが町の公民館になり、大きい会場でもお話しさせていただくようになりました。

もともと極度のあがり症だったこともあり、最初の頃は、たくさんの人の前でお話しすると、ドキドキして声も手も震えていました。でも私の話を聞きに来てくださっている人がいるのに、「自分がどう見られているか」ではない、それよりも限られた時間に大切なことをしっかり伝えなければ、と明確に意識できた瞬間があり、それ以来、あがることはなくなりました。すると、人前でお話しすることが嬉しくて嬉しくてたまらなくなり、聞いてもらえることに感謝の気持ちしか出てこなくなったのです。

それから毎晩お風呂に入ると、「今日も私の話を聞いてくださって、ありがとうございました」「こんな質問をされました、感謝感謝です」と報告する習慣ができ、いつしか朝起きてからその日一日に起きたことを振り返って感謝するのが習慣になり、「一日の終わりの儀式」のようになっていきました。

お風呂はリラックスでき、無防備でいられる場所ですし、お湯がまとわりついてくる感覚にも幸せを感じます。こうして平和のなか、お風呂に入ることができる環境にあることにも感謝なのです。

ありがたいという思いが押し寄せてきて、涙を流すことも珍しくありません。私はいいことだけを声に出して報告し、悪いことは口にしないようにしています。

生きていれば理不尽なこともありますが、その日にあった嫌なことは、シャワーとともに流すと決めています。もちろんそれで本当に嫌なことを忘れられるわけではないのですが、今日の嫌なことは今日のうちに流すと決めてしまうのです。

そして生きていることに感謝する。日記を書くより簡単で、日記以上に感謝を実感できる、私にとって大切な時間です。

“量”より“質”で人生を生きる

「人生100年時代」といわれるようになりましたが、私はとくに長生きを目指しているわけではありません。長生きという“量”を目指すよりも、むしろ自分に与えられた使命、役割をしっかりと果たしていく“質”に重きを置いた人生を送りたいと思っています。

質を保てるなら長生きをしたいのですが、ただ長く生きたいとは思っていません。

誤解を恐れずに言えば、「人生100年時代」といっても、質を保てないままみんなが100歳まで生きてしまったら、日本は破綻してしまいます。医療の介入なしに、100歳まで生きる方はごくわずかでしょう。

元気に長生きできるならいいのですが、私は同時に、「いつ死ぬかわからない」とも思っています。これは悲観的な意味ではなく、年齢にかかわらず、人間、明日何があるかわからないからです。そう思っていれば、毎日一生懸命に生きることができますよね。朝起きたら、生きていたことに感謝もできます。大切なのは「どれだけ生きたか」ではなく、「どのように生きたか」だと思いますから。

何歳まで生きるかは、誰にもわかりません。そうであれば今日できることを精一杯やっておきたい。今日「ありがとう」と伝えられる人には伝えておきたい。プラスのことをしておきたい。明日命が尽きても、後悔はしないようにしておきたいと思いませんか。

終末期医療で薬漬けにならないために

長寿大国といわれている日本。だからこそ、1分でも1秒でも長生きしたい、長生きさせたいと思うのかもしれません。延命治療の場面でも、1分でも1秒でも長生きさせたいという家族の思いがそうさせているのだと思います。

しかし現実的には、終末期、延命しようとすると、多くの薬が使われます。その人その人の考え方ではありますが、自分の最期を迎えるとき、医療が介入し、薬漬けになって死にたいでしょうか。

先ほどお話ししたように、いつ死ぬかは誰にもわかりません。自分の最期をどうしたいか考えておくことはとても大切です。これは暗い話でもなんでもなく、そうすることで、自分の人生のゴールに向かって、今どう歩むかが明確になるからです。

そういう意味では、ある程度の年齢になったら、「私にもしものことがあったら」と、家族で話し合っておくといいですね。このとき、延命治療の話などをしておくのもいいでしょう。私も子どもたちに「こうしてほしい」と意思表示をしています。

日本という国は、宗教観が曖昧《あいまい》な分、死生観を持っている人は多くありません。人は生まれたからには必ず死が訪れます。だからこそ、どう生きるかが大切になるのですが、私はそのゴールである死を他人まかせ、医療まかせにしたくはありません。

病院で最期を迎えたい人もいれば、自宅で最期を迎えたい人もいるはずです。

最近ではエンディングノートがようやく注目されるようになってきました。家族や友人に、普段から死生観を話しておいたり、こういったノートに記入しておいたりするのもいいでしょう。

人生の最後に薬はいらない

自宅で最期を迎えるとき、ご家族のなかには、不安に思う人もいるかもしれません。急に体調が変化したらどうすればいいのか、それは不安になるでしょう。そんなときに私がおすすめしているのが、アロマオイルです。

例えば眠れないとき、医療用グレードのラベンダーのアロマオイルを使うと、よく眠れることがあります。また、むくみでパンパンに膨れてしまった足にアロマオイルを塗ってマッサージしてあげるだけで、病院に行かなくても楽になったケースもよくあります。

もちろん健常な方、病気の方、ストレスを抱えている方も、アロマオイルを活用していただきたいと思っていますが、最期を迎えるとき、つまりご本人にも家族にももう「治す」という意識はないとき、こんなふうにアロマオイルを使って看取ることもできるのです。

私は今、直接肌に塗ったり摂取することができる医療用グレードのアロマオイルの普及活動もおこなっています。介護施設などでも使われはじめており、薬のように副作用がないことはもちろん、ご本人だけでなく介護をする側のスタッフやご家族も楽になったり癒されたりして、大きな効果を上げています。

例えばご本人が利尿剤を服用している場合、夜中に何度も起こされて、トイレに連れて行かなければなりません。でもアロマオイルを使えば、朝までぐっすり眠ることも少なくないので、介護する側の離職率が減るといったメリットも出ています。また香りにより、介護施設の利用者さんだけでなく、介護する側にも癒やし効果があるのです。

人生の最期に、医療による化学物質の介入は必要なのでしょうか。それよりも、ご家族が直接オイルを身体に塗ってあげることで、お互いの愛情の交換、スキンシップにつなげていくほうが、どれだけ人間的なことでしょう。

アロマを使ったご家族の多くは、「おかげさまでいい看取りができました」とおっしゃいます。このようなこともなく、病院のベッドで最期を待つだけでは、身体に触れることもありません。せいぜい手を握るだけで終わってしまったでしょう。

終末期を穏やかに迎えるために、薬だけに頼るのではなく、アロマオイルのような代替医療など、いいと思うものを取り入れていくのも1つの方法ではないでしょうか。

薬を減らす、究極の方法

私は今年、還暦を迎えました。

年を重ねていくことは、私にとってとても嬉しいことです。その理由の1つは、年齢を重ねれば重ねるほど、私の話に説得力が加わるからです。もし私が今30歳だったら、「若いくせに何がわかるんだ」と思う方もいるかもしれません。

でも、60年という人生を生き、祖父母も父母も看取り、子育ても終えた私だからこそ言えることがあるのです。50歳、55歳、60歳と年を重ねていけばいくほど、聞いてくださる方は増えていきますし、安心もしてくださいます。ですから私は講演では、必ず自分の年齢を言うようにしています。

ところが打ち合わせなどで私が年齢を言うと、とくに男性に、「先生、お年は言わないほうがいいですよ。年を言わなければ若く見えるのに」と言われます。しかし、私は若く見られたくもありませんし、若く見られることがいいとも思わないのです。

私の場合、仕事柄、若く見られないほうがいいとさえ思っています。もちろん、わざわざ老けさせようとは思いませんが、きちんと年を重ね、経験を積んでいることのほうがずっと大切です。

「若いことがいいことだ」——このような考え方は、「老化は悪いことだ」ということの裏返しのように思います。

しかし、老化が決して悪いことではないのは、ここまでお読みいただいたみなさんなら、おわかりでしょう。老化という自然現象と闘おうとすればするほど、薬という身体にとって不自然なものが増えていきます。

薬に頼らずに自分の身体の力を信じ、身体の声を聞きながら、年齢を重ねていく——それが単なる「長生き」ではなく、よりよく生きることにつながるのではないでしょうか。

青春新書
INTELLIGENCE

こころ涌き立つ「知」の冒険

いまを生きる

〝青春新書〟は昭和三一年に——若い日に常にあなたの心の友として、その糧となり実になる多様な知恵が、生きる指標として勇気と力になり、すぐに役立つ——をモットーに創刊された。

そして昭和三八年、新しい時代の気運の中で、新書〝プレイブックス〟にその役目のバトンを渡した。「人生を自由自在に活動《プレイ》する」のキャッチコピーのもと——すべてのうっ積を吹きとばし、自由闊達な活動力を培養し、勇気と自信を生み出す最も楽しいシリーズ——となった。

いまや、私たちはバブル経済崩壊後の混沌とした価値観のただ中にいる。その価値観は常に未曾有の変貌を見せ、社会は少子高齢化し、地球規模の環境問題等は解決の兆しを見せない。私たちはあらゆる不安と懐疑に対峙している。

本シリーズ〝青春新書インテリジェンス〟はまさに、この時代の欲求によってプレイブックスから分化・刊行された。それは即ち、「心の中に自らの青春の輝きを失わない旺盛な知力、活力への欲求」に他ならない。応えるべきキャッチコピーは「こころ涌き立つ〝知〟の冒険」である。

予測のつかない時代にあって、一人ひとりの足元を照らし出すシリーズでありたいと願う。青春出版社は本年創業五〇周年を迎えた。これはひとえに長年に亘る多くの読者の熱いご支持の賜物である。社員一同深く感謝し、より一層世の中に希望と勇気の明るい光を放つ書籍を出版すべく、鋭意志すものである。

平成一七年　　刊行者　小澤源太郎

著者紹介
宇多川久美子〈うだがわ くみこ〉
一般社団法人国際感食協会理事長。ハッピーウォーク主宰。薬剤師・栄養学博士。1959年生まれ。明治薬科大学卒業。薬剤師として総合病院に勤務していたが、「薬で病気は治らない」現実に目覚め、病院を辞め、自らも薬をやめたことで、不調だった身体が健康になり、生き方が大きく変わる。現在は自身の経験を活かし、医者依存、薬依存から脱却できる、病気にならない、病気を治す方法を広める啓蒙活動を行っている。
ベストセラーとなった『薬が病気をつくる』（あさ出版）のほか、『薬剤師の本音』（宝島社）、『その「1錠」が脳をダメにする』（ＳＢクリエイティブ）など著書多数。

薬《くすり》は減《へ》らせる！

青春新書
INTELLIGENCE

2019年8月15日　第1刷

著　者　宇《う》多《だ》川《がわ》久《く》美《み》子《こ》

発行者　小澤源太郎

責任編集　株式会社プライム涌光
電話　編集部　03(3203)2850

発行所　東京都新宿区若松町12番1号 〒162-0056　株式会社青春出版社
電話　営業部　03(3207)1916　振替番号　00190-7-98602

印刷・中央精版印刷　製本・ナショナル製本

ISBN978-4-413-04577-3